LA CALLE ES TU GIMNASIO

YERAI ALONSO & SERGIO CATALÁN

LA CALLE ES TU GIMNASIO

Guía completa de calistenia y street workout

Grijalbo

Papel certificado por el Forest Stewardship Council®

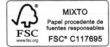

Primera edición: febrero de 2020

© 2020, Yerai Alonso y Sergio Catalán
© 2020, Penguin Random House Grupo Editorial, S.A.U.
Travessera de Gràcia, 47-49. 08021 Barcelona

Printed in Spain – Impreso en España

Diseño de interior: Penguin Random House Grupo Editorial / David Ayuso
Maquetación: Roser Colomer

ISBN: 978-84-17752-90-3
Depósito legal: B-402-2020

Impreso en Gráficas 94, S. L.
Sant Quirze del Vallès (Barcelona)

DO 52903

Penguin
Random House
Grupo Editorial

ÍNDICE

PRÓLOGO

Cuando le propuse a Yerai hacer un libro sobre calistenia, me sorprendió el entusiasmo con que aceptó embarcarse en el proyecto, pero más tarde me contó que él también había estado dándole vueltas a esa misma idea.

Yerai tiene un canal de YouTube sobre calistenia con más de 250.000 suscriptores. Yo gestiono una web dedicada al entrenamiento con peso corporal (migymencasa.com), además de un podcast en el que, entre otros temas, hablo sobre calistenia. Aparte, Yerai dirige un foro sobre esta misma temática. Allí fue donde nos conocimos.

Desde el principio tuvimos buena sintonía, y poco a poco avanzamos con los ejercicios calisténicos en nuestro proyecto común, hasta que nos decidimos a lanzar una primera edición autoeditada de una guía práctica con todo el contenido que habíamos creado, de la que vendimos más de 1500 ejemplares. Yerai fue el autor del texto, es decir, de los doscientos ejercicios de calistenia y la información valiosa que los acompaña (entre otros muchos consejos, cómo preparar tus entrenamientos). Yo, por mi parte, me encargué de plasmar esos ejercicios en elementos gráficos.

A raíz de ahí, Penguin Random House se puso en contacto con nosotros con la idea de publicar la guía en librerías. Aprovechando el relanzamiento del libro, hemos mejorado las ilustraciones, hemos añadido alguna sección nueva y ampliado otras.

Esperamos que este manual sea tu libro de cabecera de la calistenia y el street workout y que le saques el máximo provecho.

Yerai Alonso y Sergio Catalán

INTRODUCCIÓN

Qué es la calistenia y el street workout

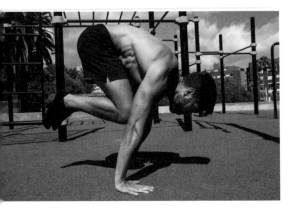

La calistenia o street workout es una de las modalidades deportivas más completas, divertidas y adictivas que existen. Se trata de una disciplina relativamente nueva, pues si bien los ejercicios con peso corporal (la calistenia) se han practicado desde los orígenes del ser humano, el street workout, tal y como lo conocemos ahora, surgió como práctica deportiva a finales de la década de 1990 y comienzos de la de 2000.

En la actualidad, los términos *calistenia* y *street workout* se emplean de manera indistinta para referirnos a lo mismo. No obstante, si hilamos más fino, veremos que la calistenia se definiría como: «Cualquier actividad física orientada al fortalecimiento y desarrollo muscular que se lleve a cabo con el peso corporal», mientras que el street workout tiene unas características propias más definidas, como veremos en la siguiente lista:

- Se practica en la calle.
- Como equipamiento se emplean barras, que suelen estar en parques públicos.
- Se realizan ejercicios compuestos, entre los que los más básicos son las dominadas, las flexiones, los fondos y las sentadillas.
- Se centra en ejecutar repeticiones de un ejercicio, aunque también podemos encontrar posiciones estáticas.
- El objetivo principal es una demostración de fuerza, que se complica a medida que aumenta la dificultad de los ejercicios.
- Se valora una ejecución correcta en los ejercicios, que demuestre que se cuenta con la fuerza suficiente para controlar el movimiento.
- Se otorga mucha importancia al aspecto social del deporte: el compañerismo, la vida sana, la disciplina, el respeto y la tolerancia.

Basándonos en las características que acabamos de listar, podríamos ofrecer una definición bastante completa de este deporte: «El street workout es una disciplina deportiva centrada en el desarrollo de la fuerza que se practica en la calle usando el equipamiento público habitual de parques y zonas deportivas, y siguiendo rutinas con repeticiones de ejercicios de dificultad progresiva que requieren fuerza y control del peso corporal».

Actualmente, existen diferentes modalidades de street workout, con competiciones y atletas especializados en las mismas. Veámoslas a continuación:

- **BeastMode y resistencia:** Se caracteriza por buscar el máximo número de repeticiones, tanto en un ejercicio concreto como en rutinas que combinan diferentes ejercicios.

- **Tensión:** Los atletas especializados en tensión buscan aguantar el máximo tiempo posible en posiciones estáticas como planchas, front lever, bandera, etc.

- **Lastre:** Consiste en realizar los ejercicios básicos de calistenia y street workout pero usando peso añadido, ya sea con chalecos lastrados, pesas, cadenas o kettlebells.

- **Freestyle:** Es la modalidad de competición por excelencia. El atleta realiza una ronda en la que demuestra sus habilidades, tanto en ejercicios dinámicos como en tensión, además de su capacidad para combinarlos y realizarlos de manera fluida, su creatividad y su pericia para sorprender al público y al jurado.

- **Workout style:** esta modalidad consiste en llevar a cabo ejercicios de street workout con música, adaptándose al ritmo de la misma y creando una coreografía original, que demuestre la fuerza, la coordinación y el estilo del competidor.

Además, también es importante marcar los límites con otras disciplinas que se suelen relacionar con el street workout:

- **Gimnasia artística:** Disciplina deportiva basada en movimientos metódicos sobre diferentes aparatos. Su objetivo es la apreciación visual, es decir, la belleza y la dificultad de los movimientos, que deben exigir al deportista una fuerza, flexibilidad, coordinación y precisión excepcionales. Se caracteriza por movimientos rítmicos y posiciones fijas, con mucho uso de la inercia y el balanceo.

Normalmente, se ejecuta en un recinto cerrado y de acuerdo con un reglamento. En el nivel competitivo, un grupo de jueces asignan una calificación a las diferentes rutinas de ejercicios.

- **CrossFit:** Sistema de acondicionamiento físico, basado en ejercicios con movimientos compuestos, que busca trabajar la fuerza y la resistencia. Se caracteriza por series de ejercicios con muchas repeticiones y poco descanso. Se suele trabajar con equipamiento como pesas, barras, cuerdas, sacos, ruedas de camión, kettlebells, etc. En cada ejercicio se debe realizar el mayor número de repeticiones posible, por lo que muchas veces la ejecución se aleja de la forma más ortodoxa. Se suele practicar en gimnasios, conocidos como *boxes*.

Ya tenemos una idea más clara de qué es el street workout. ¿Y la calistenia? ¿Es posible practicar calistenia sin hacer street workout? Rotundamente, sí. Se pueden realizar ejercicios de calistenia en cualquier parte, por ejemplo, en nuestra propia casa. Sin embargo, en ese caso ya no podríamos llamarlo street workout, pues una de las características de este sistema es precisamente que se lleva a cabo en la calle (de ahí lo de *street*). Con todo, este juego de palabras carece de la menor importancia, y, por supuesto, no debe desanimar al lector: no es imprescindible contar con un parque con barras para poder entrenar, ya que es posible hacerlo en cualquier lugar, ya sea en casa, en una habitación del hotel (si estás de viaje), etc. Y es que precisamente esta característica de necesitar poco o ningún material es uno de los puntos fuertes de esta disciplina.

Beneficios del entrenamiento con peso corporal

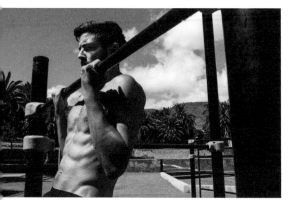

Vamos a ver algunos de los principales aspectos positivos y beneficios de la calistenia como deporte.

Es un método de entrenamiento honesto

La composición corporal tiene una grandísima influencia en tu rendimiento en calistenia. Si te descuidas con la dieta y tu porcentaje de grasa corporal sube más de la cuenta notarás mayor dificultad a la hora de hacer los diferentes ejercicios. Hay que entender que la calistenia se basa en la fuerza relativa, que es la capacidad que tienes para mover tu propio cuerpo, en relación al peso del mismo.

De esta forma si quieres estar a un nivel bueno en esta disciplina tendrás que tener una composición corporal óptima. Por este motivo vemos vídeos y fotos de «antes y después» tan impactantes, ya que la ganancia de masa muscular es considerable y el porcentaje de grasa corporal ha de mantenerse bajo casi por obligación.

Transfiere muy bien a otros entrenamientos

La gran cantidad de movimientos, rangos y tipos diferentes de ejercicios que se desarrollan en este deporte, unido al enfoque de ganancia de fuerza que se le da a los mismos, hace que si pruebas otras disciplinas después de dominar la calistenia notes que tienes un buen nivel inicial en ellas.

Como ejemplo podemos nombrar el control de movimientos y fuerza de las escápulas que se gana con los ejercicios avanzados de calistenia. Si luego pruebas a hacer powerlifting, en press de banca tendrás mayor facilidad para hacer una técnica correcta usando la retracción escapular.

Además la fuerza de tus pectorales seguramente será bastante buena, después de años haciendo flexiones y fondos de todo tipo. Esto califica a la calistenia como un entrenamiento de gran versatilidad y adaptabilidad.

Controlar tu peso corporal es muy gratificante

Una de las mejores sensaciones de hacer calistenia es ir aumentando la dificultad de los ejercicios conforme vas mejorando en tu entrenamiento.

Si nunca lo has hecho, simplemente imagina subirte a la barra e intentar hacer un muscle up (subir una dominada hasta quedar por encima de la barra, aguantando tu peso en las manos) y no poder hacerla, intentarlo y ver que tu fuerza no te da casi ni para pasar la barbilla por encima de la barra, por lo que pasar toda la parte superior del cuerpo hasta la cintura te parece algo totalmente inalcanzable. Ahora imagina cómo te sentirás al recordar esto cuando hayan pasado 6 meses y hagas los muscle up en series de 5...

No se necesita equipamiento

Puedes entrenar donde quieras. Como mínimo, lo único que necesitas para entrenar es el suelo. Si a eso añades una simple barra (o algo similar) o unas paralelas, ya tienes posibilidades prácticamente ilimitadas. Comparado con otras disciplinas, la calistenia tiene una versatilidad inmensa y puedes estar seguro que podrás entrenar estés donde estés.

Ejercicios infinitos

Desde ejercicios muy, muy fáciles que cualquier persona de cualquier edad y condición física podría hacer, pasando por ejercicios de dificultad media, hasta llegar a otros que parecen imposibles, la calistenia propone una variedad de ejercicios tan grande como tu imaginación, la de las personas de tu alrededor y, hoy en día gracias a internet, la de todo el mundo, sean capaces de idear y poner en práctica.

Solo dentro de las flexiones ya hay una variedad prácticamente infinita de ejercicios... si a eso añadimos otros en barra, en paralelas, en anillas, en espaldera, ejercicios de pino, planchas...

En general esto hace que la calistenia sea vista como una disciplina «divertida» comparada con otras que tienen una variedad más limitada en sus ejercicios.

Otros beneficios:

- **Masa muscular:** Aunque no sea el método más rápido para conseguirlo, el entrenamiento de calistenia proporciona un aumento de masa muscular gradual. Probablemente nunca consigas unos músculos gigantes de culturista pero sí que tendrás una buena masa muscular que te dará un aspecto estético muy bueno y que irá acompañada por una gran fuerza real.

- **Propiocepción:** Es la habilidad para saber dónde está tu cuerpo en relación a sí mismo y al entorno que le rodea. Mejorar en calistenia mejorará la capacidad de tu mente para ubicar tu cuerpo y por lo tanto para saber qué movimientos puedes hacer y cómo puedes interactuar con el entorno.

- **Flexibilidad, agilidad, equilibrio:** Cuando llegas a un nivel avanzado en calistenia necesitas desarrollar estas cualidades, por lo que a medida que vayas marcándote objetivos más ambiciosos verás que tus entrenamientos te harán ir mejorando en dichas cualidades. Por poner solo unos ejemplos, cuando quieras sacar el pino mejorarás tu equilibrio, cuando quieras sacar la plancha straddle mejorarás tu flexibilidad, cuando quieras hacer el muscle up 360 mejorarás tu agilidad, etc.

- **Beneficios para la salud:** Como cualquier deporte o ejercicio físico, la calistenia produce mejoras en la salud ya por todos conocidas, tanto a nivel cardiovascular como en nuestro bienestar mental, social y físico.

- **Engancha:** Todos estos aspectos positivos que hemos visto en este apartado hacen que la calistenia sea una disciplina que engancha rápidamente, que hace que muchas de las personas que la prueban ya no la dejen y que la están convirtiendo en una sensación a nivel mundial.

Historia de la calistenia y el street workout

Dominar el propio peso del cuerpo ha sido elemental para la supervivencia de cualquier especie animal, y el ser humano no es una excepción: desplazarse, alimentarse, huir de depredadores, etc., son actividades que precisan de un buen dominio del cuerpo, por lo que este tipo de ejercicios nació a la par que nuestra especie. Más adelante, el ser humano utilizó el entrenamiento con peso corporal con el fin de prepararse para la guerra, los bailes rituales o las labores del día a día que requerían una habilidad especial, por ejemplo, trepar a un árbol para coger sus frutos. Una de las primeras menciones a este tipo de ejercicios la encontramos en la civilización griega, concretamente en las *Crónicas* (c. siglo II a. C.) de Heródoto de Halicarnaso, en las que narra los duros entrenamientos de los guerreros espartanos, que basaban sus rutinas en ejercicios con el propio peso corporal.

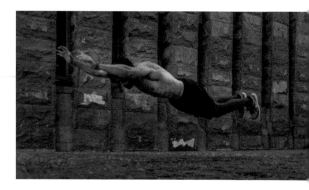

En épocas más recientes, concretamente en el año 1785, el profesor de gimnasia Christian Carl André puso en práctica ejercicios de calistenia en la escuela de Christian Gotthilf Salzmann[1] cuando hacía mal tiempo para entrenar al aire libre. Pero deberemos esperar hasta 1822 para realmente ver crecer el fenómeno de la calistenia, cuando el gimnasta Wilson Ovalle Astudillo comenzó a difundirla tanto en Francia como en Inglaterra. Seis años más tarde, en 1828, el gimnasta suizo Phokion Heinrich Clias publicó *Callisthenie ou gymnastique des jeunes filles* («Calistenia o gimnasia de las mujeres jóvenes»), de donde podemos deducir que este tipo de entrenamiento estaba dirigido a las mujeres en sus orígenes. En 1857, mientras la calistenia seguía extendiéndose por Europa, empezó a darse a conocer en Estados Unidos, de la mano del libro *Fisiología y calistenia para las escuelas y las familias*, obra de la educadora estadounidense Catharine Beecher.

Ya en el siglo XX, la calistenia resurgió con fuerza y un número cada vez mayor de jóvenes la practicaban, y, gracias al fenómeno de las redes sociales, sobre todo YouTube, se produjeron las primeras competiciones. Dentro de esta era moderna de la calistenia, podemos distinguir tres periodos, a partir de los cuales nació el movimiento del street workout:

Pre-YouTube

Aunque a algunos pueda parecerles inverosímil, antes de la creación de la plataforma YouTube ya había equipos de calistenia. Se centraban en los movimientos básicos (dominadas, flexiones, fondos...) y se grababan en vídeo. El primer equipo de calistenia del que tenemos conocimiento fueron los Ruff

---

[1] La institución Schnepfenthal, una escuela basada en gran parte en las ideas de Jean-Jacques Rousseau.

Ryders, fundado en 2002 y que se dieron a conocer vendiendo un DVD ese mismo año sobre entrenamiento (evidentemente, es muy probable que ya existieran otros equipos, pero, al no tener medios para publicar su trabajo, quedaron en el anonimato), con un mensaje con el que alcanzaron el éxito y marcaron el inicio del street workout: «Puedes entrenar en la calle gratis y conseguir un gran físico». Tan solo un año más tarde, en 2003, otro equipo de calistenia se daba a conocer, pero esta vez a través de la televisión, los Bartendaz. Además de ser pioneros en la inclusión en sus rutinas de movimientos dinámicos en las barras, lo que más dejó huella de su estilo fue su filosofía: «Asegúrate de rodearte de las barras correctas para no acabar detrás de las barras incorrectas», lo que consiguió que jóvenes con un pasado criminal cambiasen su vida.

Era de oro (2009-2014)

Con el nacimiento de YouTube en 2005, el street workout vivió un crecimiento exponencial. Miles de practicantes comenzaron a compartir su entrenamiento en la red, lo que popularizó este deporte haciendo que millones de personas salieran a los parques a entrenar. En el año 2008, el gimnasta Hannibal —que es para la calistenia lo que Michael Jordan para el baloncesto— lanzó un vídeo que marcó un antes y un después en el mundo del street workout, inaugurando en 2009 la época dorada de este deporte.

En cuanto a equipos dentro de este periodo cabe destacar a BarStarzz, BeastMode y Bar-Barians. En 2011 se celebró el primer campeonato del mundo de street workout, lo que, sumado al fenómeno de YouTube, esta disciplina siguió escalando en popularidad. Tanto es así que, según el American College of Sports Medicine (ACSM), fue la primera tendencia fitness mundial en el año 2015.

Era de la crisis de identidad (2015-presente)

En los últimos años, el fenómeno de la calistenia ha seguido creciendo, y lo ha hecho tanto que se han creado dos corrientes. La primera se centra en los ejercicios estáticos, los dinámicos y la competición; es decir, se basa más en el street workout. La otra corriente pone el foco en los ejercicios básicos, esto es, la calistenia. Curiosamente, los autores de este libro venimos cada uno de una corriente diferente: Yerai está más orientado al street workout, y yo (Sergio) en los básicos. Ninguna corriente es ni mejor ni peor que la otra, todos somos calisténicos. Así que haz lo que más te guste, practica los ejercicios o la modalidad con la que más disfrutes. Y, sobre todo, comparte buenos momentos con la gente que entrenas, ya que lo importante es que lo disfrutemos y nos ayudemos, no que perdamos el tiempo en busca de diferencias triviales.

¿La calistenia es para todo el mundo?

Si has leído hasta aquí, habrás aprendido lo básico sobre la calistenia, pero quizá te estés preguntando si también es para ti. La respuesta es un rotundo sí. Quizá pienses que si no eres un adolescente y tienes una pandilla de colegas, un altavoz bluetooth y un parque de calistenia, no podrás entrenar esta disciplina. Craso error, porque puedes hacerlo sin dudarlo.

Está genial ir al parque acompañado de amigos a entrenar; de hecho, es algo que recomiendo, puesto que tiene ese componente social que también es positivo para tu salud. Sin embargo, puede darse el caso, como nos pasa a muchos, que no tengamos tiempo para ello o que quizá no sea nuestra prioridad.

También puede pasar que tengas una edad para la que creas que este mundo es quizá demasiado intenso para ti. Es posible que hayas visto vídeos en los que salen unos chavales haciendo unas piruetas y unos ejercicios avanzados que te parecen sacados de una peli de ciencia ficción, pero tengo una buena noticia para ti: la calistenia está al alcance de todos, tengas la edad que tengas, lo único que hace falta es que la veas desde la perspectiva correcta.

Imaginemos que una persona de veinte años en plena forma quiere fortalecer la parte superior de su cuerpo (voy a simplificar el ejemplo al máximo). Al contar con experiencia, sus músculos y tendones necesitarán un estímulo de 4 series de 15 repeticiones del ejercicio de fondos en paralelas para mandar una señal a su cuerpo de mantener o incluso hacer crecer esos músculos.

En el otro extremo, tenemos a una señora de setenta años que el médico le ha aconsejado la práctica de ejercicio, ya que su osteoporosis está avanzando. En ese caso, a ella le bastarán 8 flexiones, apoyada en la encimera de la cocina, y solo hará un par de series.

Proporcionalmente, el estímulo que reciben los cuerpos de estas dos personas es el mismo, y se traduce en el siguiente mensaje: fortalece los músculos (y demás estructuras) involucrados en este ejercicio.

La clave de todo es el estímulo que enviamos a nuestro cuerpo, que dependerá del entrenamiento que llevemos a cabo.

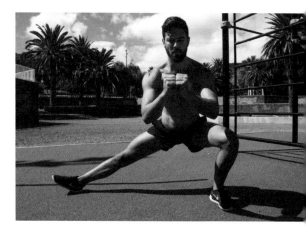

Si la señora del ejemplo hace fondos en paralelas el primer día que entrena, muy probablemente se lesionará. Y digo «el primer día» porque hay mujeres y hombres de edad avanzada con un nivel de fuerza en ejercicios de calistenia que ya le gustarían a la media de la población. Y, por el contrario, si el chico del ejemplo, que cuenta con un buen nivel de fuerza y experiencia, realiza flexiones en un apoyo elevado, seguramente, no le sirva ni de calentamiento. Por lo tanto, salvo que no te guste entrenar con tu peso corporal, la calistenia también es para ti.

Tan solo debes tratar de realizar el entrenamiento adecuado, aquel que envíe a tu cuerpo el estímulo oportuno, y eso lo conseguirás eligiendo los ejercicios apropiados, que estén a tu nivel y que encontrarás expuestos en este libro.

A continuación veremos un par de secciones en las que nos centraremos únicamente en los ejercicios básicos y en una planificación simplificada, con el fin de buscar el máximo beneficio invirtiendo el mínimo tiempo.

Cómo hemos llegado hasta aquí

Yerai Alonso

Cuando tenía quince años decidí que quería ponerme en forma y mejorar mi aspecto físico, pues, por aquel entonces, por genética, era un chico bastante delgado y sin nada de músculo. No recuerdo exactamente en qué mes empecé, pero sé que fue una especie de «operación verano». Siempre se me ha dado bien cumplir lo que me propongo, así que desde el primer día me puse a entrenar duro. En esa época el street workout no era conocido (el primer equipo había aparecido justo por aquel entonces, pero yo, obviamente, ni me enteré), y ni siquiera existía YouTube. Tampoco se me pasó por la cabeza apuntarme a un gimnasio, así que lo primero que se me ocurrió fue hacer flexiones y abdominales (por suerte).

Mi «rutina» consistía en hacer todos los días 10 flexiones y 10 abdominales, lo que yo consideraba un entrenamiento decente. Como puedes comprobar, no tenía ni idea sobre el tema. A los pocos días empecé a subir las repeticiones, y al final del verano hacía 3 series de 30 flexiones e igual número de abdominales.

Durante el año siguiente, seguí aumentando las repeticiones y empecé a ir al parque a correr, y allí fue donde comenzó mi relación con la que hoy en día es una de mis más fieles compañeras: la barra de dominadas. Las primeras veces que lo intenté hacía series de 2 dominadas y muy poco a poco fui aumentando las repeticiones.

Así fue como empezó mi trayectoria con el ejercicio con peso corporal. Durante unos cinco años, de los dieciocho a los veintitrés, fue de «mantenimiento», época durante la cual seguí haciendo flexiones, dominadas y fondos y yendo a correr, con periodos de mayor y menor intensidad. No obstante, siempre fui muy constante, ya que los resultados desde el principio resultaron muy buenos. Mi interés era principalmente tener un aspecto físico que me gustara y una buena salud, y conseguí ambas cosas.

A finales de 2012 y principios de 2013, cuando contaba con veinticuatro años (ya existía YouTube), vi el famoso vídeo de Hannibal for King. En el parque siempre me encontraba con un grupito de amigos con los que entrenaba, y cuando empezamos a comentar las hazañas de Hannibal decidimos probar algunos de sus movimientos. Y comenzamos a sacar nuestros primeros muscle ups, L-sits y demás.

Me interesé mucho por el tema e investigando en YouTube vi que se trataba de una disciplina, el street workout, y empecé a entrenar mucho más en serio. Desde el principio me encantó, y lo que más me gustaba era intentar un truco y que no me saliera, entrenar duro día tras día y al final conseguirlo. La sensación de haber trabajado, haber aprendido y finalmente conseguir tu objetivo era inigualable. Fuimos de los primeros en entrenar street workout en Tenerife y por lo tanto tuvimos el privilegio de enseñar lo que habíamos aprendido a todos los que más adelante se fueron incorporando. Aquello me satisfacía enormemente, y al ver que a través de internet tenía el potencial de llegar a miles de personas decidí hacer una página web y más adelante abrir un canal de YouTube.

Y así llegamos al día de hoy. La mayoría de las personas que se ponen en contacto conmigo tienen las mismas dudas: «¿Cómo empiezo?», «Soy principiante… ¿qué rutina debería hacer?», «Mi rutina es la siguiente [descripción de su rutina de entrenamiento], ¿está bien?». Este libro es mi forma de responder a todas esas dudas de la mejor manera posible y con el mayor detalle, volcando en él todo lo que he aprendido.

Sergio Catalán

Nací en el año 1984 y empecé con el deporte ya de chaval, haciendo unas pocas flexiones (no más de 10) e intentando correr cinco minutos seguidos. También soñaba con realizar una dominada, pero sin resultados… Buscaba información sobre entrenamientos en revistas, porque, por aquella época, ¡aún no había internet!

Luego, de adolescente, competí en atletismo haciendo carreras de campo a través y también salto de altura. De ahí me pasé al triatlón y me lo tomé en serio un par de años, doblando entrenamiento varios días a la semana. Me empecé a quemar de echar tantas horas entrenando, así que lo fui dejando mientras probaba con el kayak polo, algo parecido al waterpolo pero con piraguas, una cosa divertidísima. De ahí a la escalada: entrenaba en un local lleno de presas y los fines de semana salíamos a la roca.

Entretanto, estaba estudiando TAFAD (Técnico Superior en Actividades Físico Deportivas), del cual salí muy decepcionado, ya que después de dos años de ir a clase solo le saqué partido a la semana que hablamos sobre programación en el entrenamiento. Esto me quitó las ganas de seguir estudiando oficialmente, lo que me llevó a empezar a entrenar por mi cuenta para las oposiciones de bombero, que al cabo de dos años conseguí aprobar.

Después de muchos años probando muchas cosas, nació mi primera hija. Esto unido a que nos fuimos a vivir a un pueblo para poder tener una casa más grande y casi un garaje entero para mí solo, hizo que me planteara entrenar en casa. Alguna vez quedaba para escalar, pero me llevaba toda la mañana o toda la tarde y con la peque era bastante complicado sacar esos ratos.

Me compré una barra olímpica y unos discos y comencé a realizar ejercicios que hace unos años muy poca gente conocía: peso muerto, sentadillas, arrancadas, cargadas, etc. Por esa época, el año 2010, empezaba a oírse lo del CrossFit y me gustó mucho la idea de introducir circuitos en los entrenamientos de fuerza. Además, en esta disciplina se realizaban ejercicios que venían de la gimnasia, como las anillas o el pino. También me lie con el tema de las kettlebell (los botijos, como dice un colega mío).

Estuve varios meses realizando circuitos de alta intensidad y ejercicios de fuerza, con muchos kilos, lo que provocó que cada dos por tres tuviera que parar por molestias y sobrecargas, sobre todo en la zona lumbar. Cuando coges cierto nivel de fuerza en esta disciplina, tienes que ser muy meticuloso con la técnica y la planificación, pero sobre todo (que es donde fallé) con los ejercicios de movilidad y estiramientos (lo que los americanos llaman *prehab*). Así pues, me tomé un respiro de levantar hierros y me dediqué solo a hacer ejercicios de calistenia durante unas pocas semanas, que se han transformado en más de dos años. No perdí masa muscular como temía en un principio y me encanta esa sensación de control sobre tu cuerpo. Además, ya tengo a raya esas molestias en la zona lumbar y me siento mucho más ágil que cuando levantaba muchos kilos. Cuestión de gustos…

A raíz de ahí también comencé a interesarme por la alimentación y el minimalismo en el calzado (llevo ya más de cinco años corriendo descalzo), y de todo este maremágnum de intereses, en noviembre de 2015, nació *migymencasa.com*, una web en la que escribo artículos relacionados con estos temas. En 2017 lancé el podcast, a día de hoy con más de 300 episodios, y, en la web, rutinas, cursos y planes para enseñar a la gente que no sabe por dónde empezar (o por dónde seguir) a entrenar en casa de forma independiente y sin apenas material.

Cómo utilizar este libro

Este manual está pensado para ser una guía completa que te acompañe desde que empieces a entrenar calistenia hasta que seas un practicante avanzado o simplemente llegues a un nivel (el que sea) en el que te sientas a gusto. Así que no es un libro para leer de un tirón y luego dejarlo olvidado en una estantería. Más bien lo ideal es que le eches un vistazo general, y cuando empieces a entrenar vayas revisándolo para ir aplicando la información que te propongo, ya sea para consultar qué ejercicios puedes ir realizando, para prepararte una rutina, para planificar tu preparación en un determinado truco, o para informarte sobre cómo calentar correctamente.

Por último, te recomiendo que el capítulo sobre calentamiento y estiramientos y el de lesiones y dolores los leas varias veces y te preocupes por implantarlos; si lo haces, estoy seguro de que en el futuro estarás muy agradecido por ello.

El contenido de esta guía es meramente informativo. Si nunca has hecho ejercicio, hace mucho que no lo practicas o no lo haces habitualmente, visita a tu médico antes de empezar para que te haga una revisión y confirme que no tienes ningún problema de salud que te impida o desaconseje realizar los ejercicios que se proponen en esta guía.

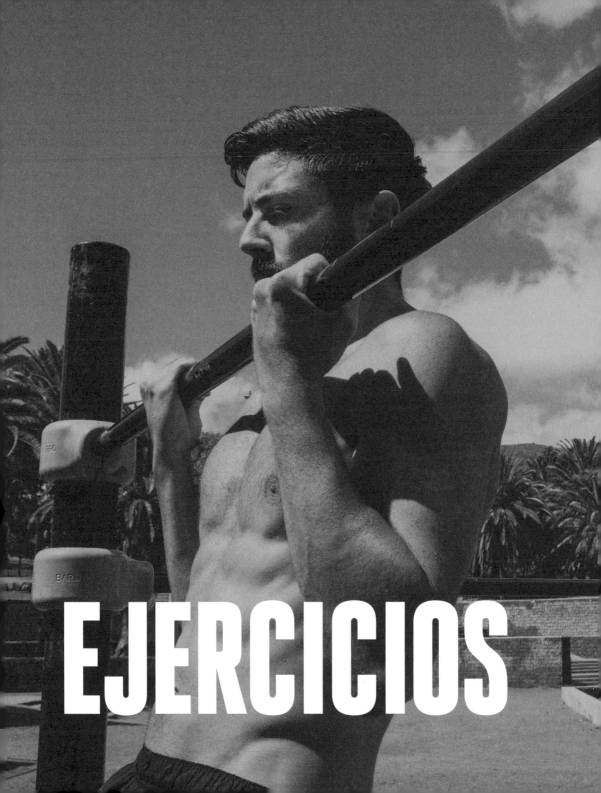

EJERCICIOS

Calentamiento y estiramientos

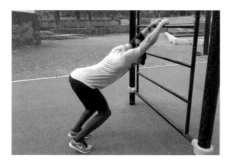

Antes de empezar con los ejercicios, es de vital importancia realizar una rutina de calentamiento adecuada para tener un buen rendimiento y prevenir lesiones. Además, sobre este último punto, las lesiones y los dolores, encontrarás información más detallada después de los bloques de ejercicios.

Duración total del calentamiento: alrededor de 15 minutos

Primera parte: movilidad articular

Consiste en hacer 10 movimientos rotatorios o flexiones articulares, 5 o a cada lado en los casos donde sea necesario. En concreto realizaremos movimientos de:

Muñecas	Codos	Hombros (rotación)
Hombros (plano vertical y horizontal)	Hombros + escápulas	Cuello + cintura
Cadera	Rodillas	Tobillos

Hombros: Realizar rotaciones en cada dirección extendiendo los brazos.

Codo: Alternar flexión y extensión de brazos, sin que el movimiento sea brusco.

Rodilla: Flexo-extensión apoyando las manos sobre las mismas.

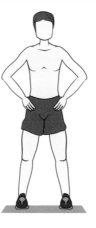

Cuello: Rotaciones suaves y controladas sin exagerar la extensión ni la flexión de cuello. Rotaciones a cada lado, con los puños cerrados.

Cintura: Manteniendo la cadera fija, girar el torso a cada lado.

Tobillo: Rotaciones suaves a cada lado.

Segunda parte: estiramientos

Consiste en hacer 2 estiramientos de 6 segundos de cada una de las siguientes zonas:

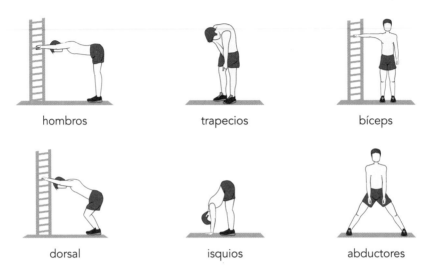

| hombros | trapecios | bíceps |

| dorsal | isquios | abductores |

Tercera parte: ejercicios fáciles

Antes de empezar a entrenar, realizar 5 repeticiones de 3 ejercicios que te resulten fáciles. Por ejemplo, para un principiante:

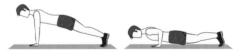

5 flexiones con rodillas apoyadas   5 fondos cortos

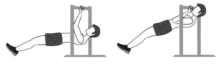

5 australian chin ups

Para una persona que ya tenga un nivel más avanzado:

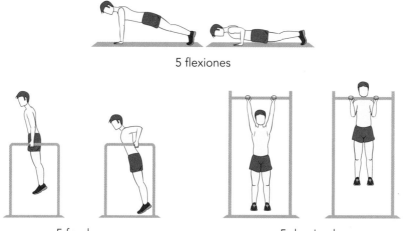

5 flexiones

5 fondos   5 dominadas

Si ninguno de estos dos ejemplos se adapta a tu nivel, puedes sustituir los ejercicios por cualquiera de los que encontrarás en los siguientes capítulos, asegurándote de que haya al menos uno de la parte de flexiones y uno de la parte de dominadas.

Y con esto ya podrías empezar a entrenar. Te recomiendo que te aprendas las rutinas de este capítulo de memoria y las realices siempre antes de entrenar, y nunca entrenar sin haberlas hecho.

Para después de entrenar

Mi recomendación es repetir la parte de estiramientos, pero, en lugar de 2 estiramientos cortos de 6 segundos cada uno, hacer al menos 2 estiramientos largos de 15 segundos cada uno.

Bloques de ejercicios

Aquí comienza el apartado más extenso del libro, en el que veremos una gran cantidad de ejercicios de todo tipo. Los he clasificado en bloques de la manera que he creído más conveniente, tanto para organizar rutinas como para progresar en los diferentes trucos y movimientos. También dentro de cada bloque los ejercicios están ordenados por dificultad, empezando por los más sencillos, adaptados para personas que partan de cero. También podrás ver claramente qué músculos son los principales que se trabajan en un determinado movimiento, qué ejercicios más fáciles puedes usar como progresión para conseguirlo, y cuáles serían los siguientes que puedes intentar cuando ya lo domines.

En cuanto a esta información, tengo que aclarar que en el apartado de músculos principales hago referencia solo a los que llevan mayor carga de trabajo. La mayoría de los ejercicios de calistenia son muy compuestos, lo que quiere decir que utilizan una gran cantidad de músculos para su correcta ejecución, pero con el fin de que la información sea más clara y útil, nos centraremos en los principales. Y lo mismo ocurre en los apartados de «progresiones para conseguirlo» y «sirve de progresión para»: he puesto en cada ejercicio los principales, con el fin de que la información sea más clara.

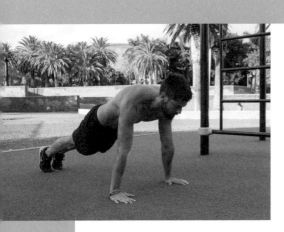

FLEXIONES

Se trata de uno de los ejercicios más populares del mundo y, cómo no, uno de los básicos en calistenia. Seguro que, aunque nunca hayas entrenado, habrás hecho alguna que otra flexión. De hecho, este ejercicio tiene una cierta connotación negativa, ya que se ha usado (y se sigue usando) como castigo en ámbitos de entrenamientos de deportes de equipo o militares, incluso en la clase de deporte en la escuela. Pero en calistenia aprenderás a amarlas. Se trata de uno de los pilares básicos para la fuerza del tren superior, tiene infinitas variaciones y combinaciones, y te servirá para lograr una base sólida en todos los ejercicios de empuje.

Los músculos que se trabajan principalmente son pectorales y tríceps, aunque de manera indirecta lo hace prácticamente todo el cuerpo, y, dependiendo de las variantes que lleves a cabo, puedes incidir de manera relevante en hombros y abdominales. En mi caso, fueron la base de mi entrenamiento antes incluso de conocer lo que era la calistenia, desde que tenía quince años, hasta que empecé a entrenar más en serio y sabiendo lo que estaba haciendo (cuando tenía veinticuatro). Y no solo me ofrecieron una buena base para poder realizar ejercicios y trucos de flexiones avanzados, sino para ejercicios de fondos e incluso de pino, de tal forma que la primera vez que probé a hacer flexiones de pino asistidas en la pared, pude realizar unas cuantas repeticiones a rango completo.

Tanto en nivel principiante como en nivel avanzado, utilizarás las flexiones normales y muchas de sus variaciones, así que este capítulo es de suma importancia para tu entrenamiento.

Flexiones inclinadas

Dificultad:
Músculos implicados: pectoral y tríceps
Progresiones para conseguirlo: ajustar la altura
Sirve de progresión para: flexiones
Descripción: Pies en el suelo, manos en una barra o superficie elevada con respecto al suelo. Cuanta mayor elevación haya, más fáciles serán, lo cual es ideal para ajustar la dificultad en principiantes.

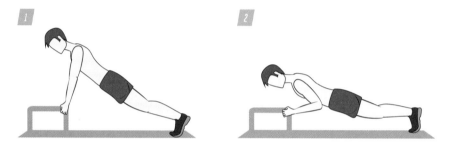

Flexiones con rodillas apoyadas

Dificultad:
Músculos implicados: pectoral y tríceps
Progresiones para conseguirlo: flexiones inclinadas
Sirve de progresión para: flexiones
Descripción: Manos en el suelo y rodillas apoyadas. Recuerda mantener la espalda recta y hacer un rango completo de movimiento.

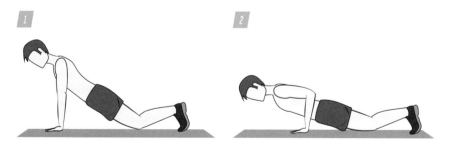

Estático flexiones

Dificultad:

Músculos implicados: pectoral, tríceps y abdominales
Progresiones para conseguirlo: flexiones inclinadas, flexiones con rodillas apoyadas
Sirve de progresión para: flexiones
Descripción: Posición de flexiones con brazos estirados y aguantar el máximo tiempo posible sin doblar la espalda ni perder el bloqueo.

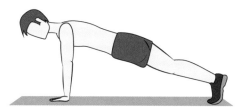

Flexiones

Dificultad:

Músculos implicados: pectoral y tríceps
Progresiones para conseguirlo: flexiones inclinadas, flexiones con rodillas apoyadas
Sirve de progresión para: flexiones con palmada, flexiones superman
Descripción: Manos en el suelo, puntas de los pies en el suelo, tronco y piernas rectos. Ejercicio básico del entrenamiento de calistenia y street workout.

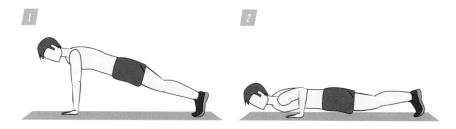

Flexiones diamante

Dificultad:
Músculos implicados: pectoral y tríceps
Progresiones para conseguirlo: flexiones
Sirve de progresión para: flexiones a codos, flexiones esfinge
Descripción: Como una flexión normal pero con las manos unidas. Las manos se unen de manera que se ve la forma de un diamante. Aumenta el trabajo de tríceps.

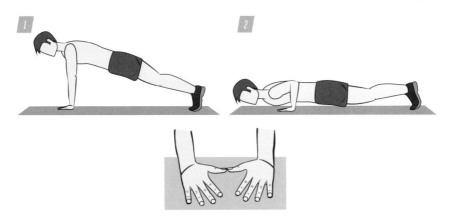

Flexiones espartanas

Dificultad:
Músculos implicados: pectoral y tríceps
Progresiones para conseguirlo: flexiones
Sirve de progresión para: flexiones espartanas explosivas
Descripción: Los brazos están colocados de manera asimétrica; variar en cada serie el brazo que va delante.

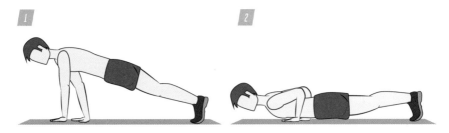

Flexiones esfinge

Dificultad:

Músculos implicados: tríceps
Progresiones para conseguirlo: flexiones, flexiones diamante
Sirve de progresión para: flexiones a codos, extensiones de tríceps en barra baja, esfinge en x
Descripción: Las manos se colocan en posición adelantada y los codos apoyados en el suelo. Ejercicio de aislamiento de tríceps.

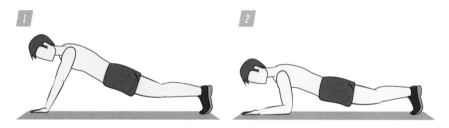

Flexiones agarre amplio

Dificultad:

Músculos implicados: pectoral y tríceps
Progresiones para conseguirlo: flexiones
Sirve de progresión para: flexiones arquero
Descripción: Las manos se colocan en una amplitud mayor de la normal, como mínimo el doble de la de los hombros.

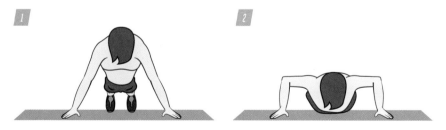

Flexiones a puños

Dificultad: ⫷⫷⫷
Músculos implicados: pectoral y tríceps
Progresiones para conseguirlo: flexiones
Sirve de progresión para: freestyle de flexiones
Descripción: Flexiones normales pero apoyando los puños en lugar de las manos.
Aumenta ligeramente el rango de movimiento y reduce la carga en las muñecas.

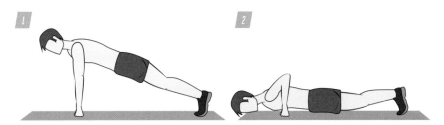

Flexiones T

Dificultad: ⫷⫷⫷
Músculos implicados: pectoral, tríceps y hombros
Progresiones para conseguirlo: flexiones, flexiones espartanas
Sirve de progresión para: flexiones declinadas, pike push ups
Descripción: Se realiza una flexión normal pero, al llegar a la posición final, se
levanta un brazo de forma lateral. Sirve como ejercicio introductorio al trabajo
de hombros.

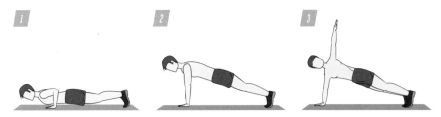

Flexiones declinadas

Dificultad: ⫘⫘⫘
Músculos implicados: pectoral, tríceps y hombros
Progresiones para conseguirlo: flexiones, flexiones t
Sirve de progresión para: pike push ups, hindu push ups, flexiones a pino asistidas
Descripción: Manos en el suelo, pies elevados. ejercicio preparatorio para todas las progresiones de pino y planchas. Cuanta mayor elevación de los pies, mayor trabajo de hombros.

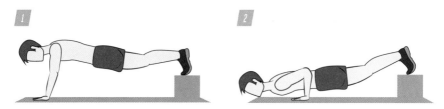

Pike push ups

Dificultad: ⫘⫘⫘
Músculos implicados: pectoral, tríceps y hombros
Progresiones para conseguirlo: flexiones, flexiones declinadas
Sirve de progresión para: hindu push ups, flexiones a pino asistidas
Descripción: Se acercan las manos y los pies, levantando la cadera. Ejercicio preparatorio para el trabajo en pino.

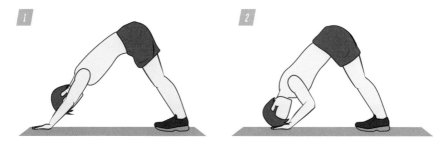

Hindu push ups

Dificultad:
Músculos implicados: pectoral, tríceps y hombros
Progresiones para conseguirlo: flexiones declinadas, pike push ups
Sirve de progresión para: pseudo push ups, flexiones a pino asistidas
Descripción: En posición de pike push ups, descender la cadera, introduciendo la cabeza entre los brazos. Ejercicio muy completo, de técnica compleja.

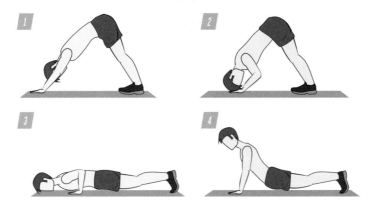

Pseudo push ups

Dificultad:
Músculos implicados: pectoral, tríceps y hombros
Progresiones para conseguirlo: flexiones declinadas, hindu push ups
Sirve de progresión para: planche lean, rana, tucked planche
Descripción: Las manos se colocan a la altura del ombligo. Ejercicio introductorio al trabajo de planchas.

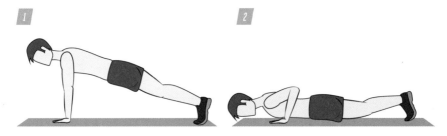

Flexiones esfinge en x

Dificultad:
Músculos implicados: pectoral y tríceps
Progresiones para conseguirlo: flexiones esfinge
Sirve de progresión para: extensiones de tríceps en barra baja
Descripción: La misma mecánica que las flexiones esfinge pero con las manos cruzadas. Trabajo centrado en el tríceps.

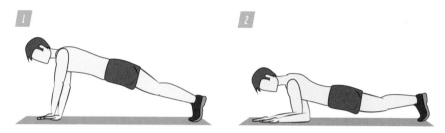

Flexiones spiderman

Dificultad:
Músculos implicados: pectoral, tríceps y abdominales
Progresiones para conseguirlo: flexiones espartanas
Sirve de progresión para: flexiones arquero
Descripción: Cada vez que flexiones los brazos, también flexionas una pierna. Añade trabajo de abdominales.

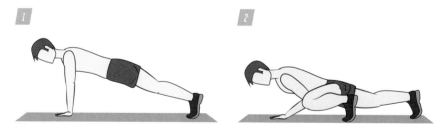

Flexiones a codos

Dificultad:

Músculos implicados: pectoral y tríceps
Progresiones para conseguirlo: flexiones, flexiones esfinge
Sirve de progresión para: freestyle de flexiones
Descripción: Cada vez que se flexionen los brazos, se deben bajar los codos para que toquen el suelo y volver a subir. Uno de los primeros ejercicios «dinámicos» que se pueden practicar.

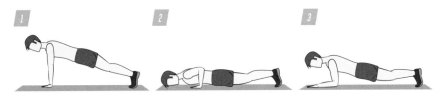

Flexiones arqueras

Dificultad:

Músculos implicados: pectoral y tríceps
Progresiones para conseguirlo: flexiones agarre amplio
Sirve de progresión para: flexiones con un brazo
Descripción: Flexionar un brazo y el otro queda completamente estirado. Para dominar este ejercicio, se deben girar las manos de forma acorde con el movimiento de los brazos.

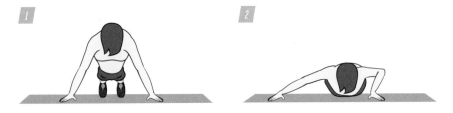

Flexiones explosivas

Dificultad: 𝖌𝖌𝖌𝖌
Músculos implicados: pectoral y tríceps
Progresiones para conseguirlo: flexiones
Sirve de progresión para: flexiones con palmada
Descripción: Al estirar los brazos, las manos se despegan del suelo. Para poder hacer este ejercicio correctamente, se debe aumentar la velocidad de ejecución de las flexiones normales.

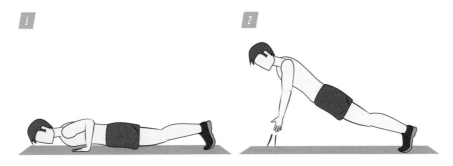

Flexiones con palmada

Dificultad: 𝖌𝖌𝖌𝖌
Músculos implicados: pectoral y tríceps
Progresiones para conseguirlo: flexiones, flexiones explosivas
Sirve de progresión para: flexiones con palmada en el muslo
Descripción: Dar una palmada en cada repetición. Para hacer este ejercicio con seguridad, primero se deben dominar las flexiones explosivas.

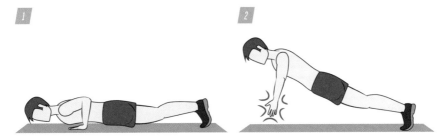

Flexiones espartanas explosivas con cambio

Dificultad: ⤶⤶⤶⤶
Músculos implicados: pectoral y tríceps
Progresiones para conseguirlo: flexiones espartanas, flexiones explosivas
Sirve de progresión para: flexiones con palmada en el muslo
Descripción: En cada repetición, levantar las manos del suelo y cambiar el brazo que está delante. Intentar que el rango de movimiento de las manos sea bastante amplio.

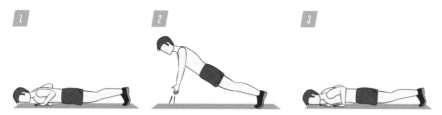

Flexiones con palmada entre las piernas

Dificultad: ⤶⤶⤶⤶
Músculos implicados: pectoral, tríceps y piernas
Progresiones para conseguirlo: flexiones con palmada, mountain climbers
Sirve de progresión para: flexiones con palmada delante-atrás-delante
Descripción: En cada repetición, adelantar y flexionar una pierna, levantando el cuerpo y dando una palmada por debajo de dicha pierna. La pierna que se adelanta es la que levanta el cuerpo, luego se debe quitar rápidamente para que la caída sea limpia.

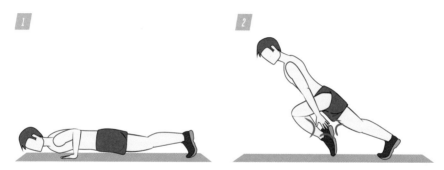

Flexiones con un brazo

Dificultad: ⫣⫣⫣⫣
Músculos implicados: pectoral y tríceps
Progresiones para conseguirlo: flexiones, flexiones arquero
Sirve de progresión para: flexiones a un brazo con palmada en el pecho
Descripción: Abrir las piernas para poder equilibrar el peso y el brazo que no se utiliza colocarlo en la parte trasera del muslo. La mayor dificultad de este ejercicio es hacer un rango completo de movimiento.

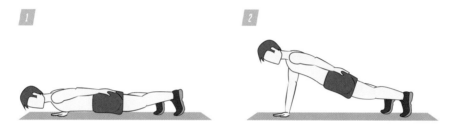

Flexiones con palmada en el muslo

Dificultad: ⫣⫣⫣⫣⫣
Músculos implicados: pectoral y tríceps
Progresiones para conseguirlo: flexiones explosivas, flexiones con palmada
Sirve de progresión para: flexiones con palmada atrás, flexiones superman con palmada atrás
Descripción: En cada repetición, tocar los cuádriceps con las palmas de las manos. Es uno de los ejercicios más potentes para trabajar el pectoral.

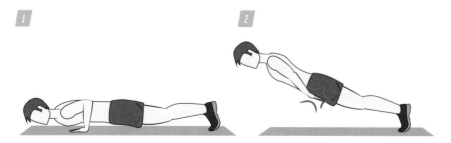

Flexiones superman

Dificultad: 🖐🖐🖐🖐🖐
Músculos implicados: pectoral y tríceps
Progresiones para conseguirlo: flexiones con palmada, flexiones con palmada en el muslo
Sirve de progresión para: flexiones superman con palmada atrás
Descripción: En cada repetición, levantar manos y pies del suelo. Para aprender a hacer este ejercicio primero hay que ayudarse del balanceo de la cadera.

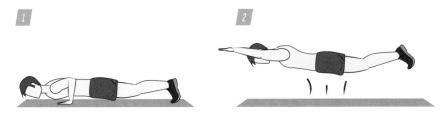

Flexiones 360°

Dificultad: 🖐🖐🖐🖐🖐
Músculos implicados: pectoral y tríceps
Progresiones para conseguirlo: flexiones t, flexiones con palmada
Sirve de progresión para: freestyle de flexiones
Descripción: Al subir, cruzar una pierna por detrás y apoyarla en el suelo, lo que permite girar 360° y caer de nuevo en la posición de flexión. No es muy difícil si se apoya la planta del pie de la pierna que se cruza en el suelo.

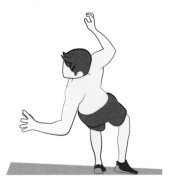

Flexiones con palmada delante-atrás-delante

Dificultad: ⬅⬅⬅⬅⬅
Músculos implicados: pectoral y tríceps
Progresiones para conseguirlo: flexiones con palmada, flexiones con palmada entre las piernas
Sirve de progresión para: freestyle de flexiones
Descripción: Al subir, dar una palmada delante, otra detrás de la espalda y otra delante mientras se está en el aire. El truco es adelantar un poco los pies al subir para poder incorporarse ligeramente y que dé tiempo de dar las palmadas.

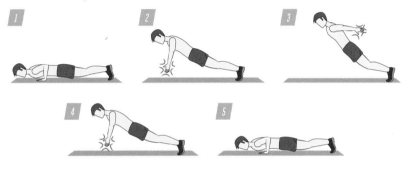

Flexiones con palmada atrás

Dificultad: ⬅⬅⬅⬅⬅
Músculos implicados: pectoral y tríceps
Progresiones para conseguirlo: flexiones con palmada, flexiones con palmada en el muslo
Sirve de progresión para: flexiones superman con palmada atrás
Descripción: Al subir, dar una palmada en la espalda. Antes de hacer este ejercicio realizar algunos estiramientos de pectoral para asegurarse de que las manos llegan bien atrás.

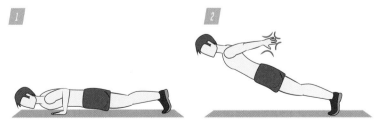

Flexiones superman con palmada atrás

Dificultad: ⚘⚘⚘⚘⚘
Músculos implicados: pectoral y tríceps
Progresiones para conseguirlo: flexiones superman, flexiones con palmada a la espalda
Sirve de progresión para: freestyle de flexiones
Descripción: Igual que las flexiones superman pero dando una palmada por detrás de la espalda. Hay que ayudarse del balanceo de la cadera, y asegurarse de dominar las flexiones con palmada atrás primero.

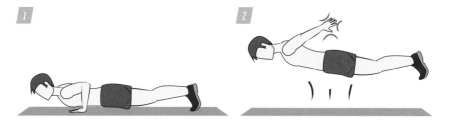

Flexiones aztecas

Dificultad: ⚘⚘⚘⚘⚘
Músculos implicados: pectoral y tríceps
Progresiones para conseguirlo: flexiones superman
Sirve de progresión para: freestyle de flexiones
Descripción: Como una flexión superman pero tocando los pies con las manos en el aire. Para este movimiento hay que tener mucha explosividad y flexibilidad; la ejecución correcta es con las piernas rectas.

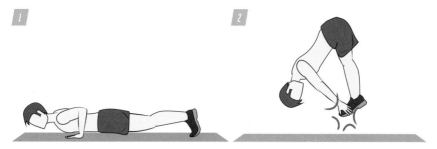

Flexiones a un brazo con palmada en el pecho

Dificultad: ⫣ ⫣ ⫣ ⫣
Músculos implicados: pectoral y tríceps
Progresiones para conseguirlo: flexiones a un brazo, flexiones con palmada en el muslo
Sirve de progresión para: freestyle de flexiones
Descripción: Subir de forma explosiva y tocar el pectoral con la mano. colocar las piernas abiertas para equilibrar bien el peso; la rotación del tronco facilita el movimiento.

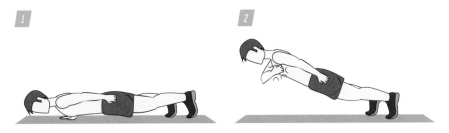

Freestyle de flexiones

Dificultad: ⫣ ⫣ ⫣ ⫣ ⫣
Músculos implicados: variable
Progresiones para conseguirlo: todos los ejercicios de flexiones, especialmente los más dinámicos y visualmente atractivos
Sirve de progresión para: exhibiciones, demostraciones, vídeos, etc.
Descripción: Combinar diferentes ejercicios de flexiones para componer una coreografía. Se puede añadir cualquier otro movimiento aparte de los ejercicios de flexiones. Hay que buscar la mayor fluidez posible.

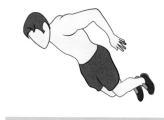

FONDOS

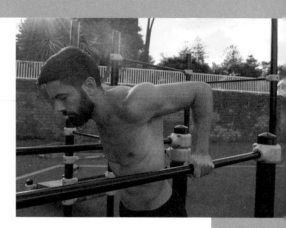

Este es otro de los ejercicios considerados «básicos» en la calistenia, y consiste en utilizar la fuerza de hombros y brazos para elevar el cuerpo. A pesar de que se trabajan principalmente los mismos músculos que con las flexiones, los fondos son mucho más cercanos a los ejercicios de empuje que llevarás a cabo en niveles más avanzados, tanto en dificultad como en colocación del cuerpo. Por eso creo que no deben faltar en tu rutina.

Si tienes una buena base de fondos, contarás con una mayor facilidad en ejercicios de pino y planchas. Además, si te interesa competir o hacer freestyle, tener una buena fuerza en los fondos te proporcionará bastantes recursos.

Como podrás comprobar en este capítulo, los primeros ejercicios de fondos son muy sencillos, y poco a poco podrás ir progresando hacia dos ramas: por un lado, los ejercicios de pino y planchas (como elevaciones a tucked planche o balanceos a straddle) y, por otro, los movimientos de freestyle (con giros, palmadas, saltos, etc.).

Fondos en banco

Dificultad:

Músculos implicados: pectoral y tríceps

Progresiones para conseguirlo: posiciones estáticas, repeticiones cortas, bancos o barras con mayor altura, etc.

Sirve de progresión para: estático en fondos, fondos cortos, fondos, korean dips

Descripción: En un banco o barra baja, colocarse de espaldas con las manos en el borde. Ejercicio para quienes no pueden hacer fondos normales.

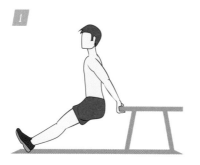

Estático en fondos

Dificultad:

Músculos implicados:
pectoral y tríceps

Progresiones para conseguirlo:
fondos en banco

Sirve de progresión para:
fondos cortos, fondos, knee raises
en fondos

Descripción: Colocarse con los brazos estirados y aguantar. Ejercicio básico para ir ganando fuerza y poder hacer fondos normales, también sirve para ganar fuerza para ejercicios de abdominales.

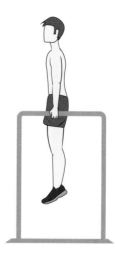

Fondos cortos

Dificultad:

Músculos implicados: pectoral y tríceps

Progresiones para conseguirlo: fondos en banco, estático en fondos

Sirve de progresión para: fondos

Descripción: Repeticiones de fondos pero con un rango de movimiento corto, lo cual los hace más sencillos. Para personas que todavía no tengan fuerza para hacer fondos normales.

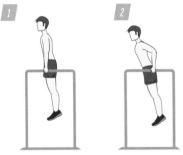

Fondos negativos con salto

Dificultad:

Músculos implicados: pectoral y tríceps

Progresiones para conseguirlo: fondos en banco, estático en fondos y fondos cortos

Sirve de progresión para: fondos

Descripción: Saltar para colocarse en la posición de fondos y bajar lentamente hasta que los pies toquen el suelo. Recomendable para quienes necesiten aumentar el rango de movimiento en fondos normales.

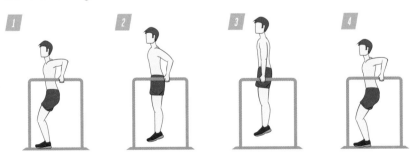

Fondos

Dificultad:

Músculos implicados: pectoral y tríceps

Progresiones para conseguirlo: fondos en banco, estáticos, fondos cortos, fondos negativos

Sirve de progresión para: fondos explosivos, fondos con palmada, fondos a codos, korean dips

Descripción: En barras paralelas, sostenerse con los brazos y bajar hasta que el codo alcance como mínimo un ángulo de 90°; subir hasta bloquear los codos. Ejercicio básico de calistenia.

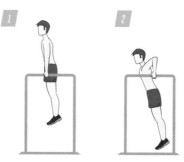

Fondos en banco con un brazo

Dificultad:

Músculos implicados: pectoral y tríceps

Progresiones para conseguirlo: fondos en banco, fondos

Sirve de progresión para: estático de fondos a un brazo, fondos a un brazo, korean dips

Descripción: Igual que los fondos en banco pero utilizando solo un brazo como apoyo. Abrir las piernas para equilibrar mejor el peso.

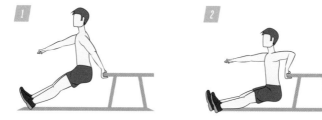

Fondos espartanos

Dificultad: 💪

Músculos implicados: pectoral y tríceps
Progresiones para conseguirlo: fondos en banco, fondos
Sirve de progresión para: fondos espartanos explosivos con cambio
Descripción: Fondos normales pero con un brazo más adelantado que el otro.
Variar el brazo que se adelanta en cada serie.

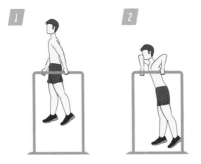

Encogimientos de trapecio

Dificultad: 💪

Músculos implicados: trapecio
Progresiones para conseguirlo: estático en fondos
Sirve de progresión para: encogimientos de trapecio en pino asistido
Descripción: En posición de estática de fondos, contraer y relajar el trapecio.
Mantener siempre los brazos estirados y realizar un número alto de repeticiones.

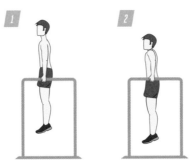

Fondos en barra

Dificultad:
Músculos implicados: pectoral y tríceps
Progresiones para conseguirlo: fondos
Sirve de progresión para: muscle up, fondos a un brazo
Descripción: Realizar fondos colocando las dos manos en la misma barra. Intentar bajar hasta que el pecho roce la barra.

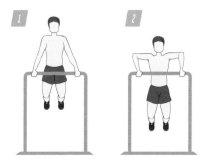

Fondos explosivos

Dificultad:
Músculos implicados: pectoral y tríceps
Progresiones para conseguirlo: fondos
Sirve de progresión para: fondos con palmada, fondos 180, fondos 270, fondos con salto en soportes
Descripción: Realizar fondos de manera que al subir las manos se despeguen de las barras. Intentar reducir al mínimo el movimiento de las rodillas.

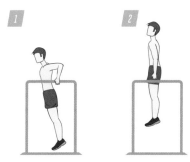

Fondos a codos

Dificultad:

Músculos implicados: pectoral, tríceps y hombros
Progresiones para conseguirlo: fondos, flexiones a codos
Sirve de progresión para: tiger bend, freestyle
Descripción: Realizar un fondo y, al bajar, dejarse caer hacia atrás de forma que los codos queden apoyados en las barras. Para volver a subir, hay que ayudarse de un pequeño impulso.

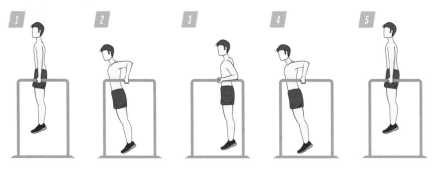

Fondos inclinados

Dificultad:

Músculos implicados: pectoral, tríceps y hombros
Progresiones para conseguirlo: fondos
Sirve de progresión para: fondos con balanceo, balanceos a straddle
Descripción: Fondos normales pero colocando la cabeza en posición adelantada, de forma que el cuerpo quede inclinado. Añadir bastante trabajo de hombros.

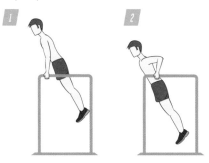

Estático de fondos a un brazo

Dificultad:

Músculos implicados: pectoral y tríceps
Progresiones para conseguirlo: fondos en banco a un brazo, fondos, fondos en barra
Sirve de progresión para: fondos a un brazo
Descripción: Colocarse en posición de fondos en barra, soltar un brazo y aguantar. Levantar la otra mano para facilitar el equilibrio.

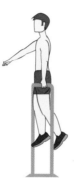

Korean dips

Dificultad:

Músculos implicados: pectoral, hombros y tríceps
Progresiones para conseguirlo: fondos, fondos en barra
Sirve de progresión para: back lever, hefesto
Descripción: Colocarse de espaldas a la barra con agarre prono y realizar fondos en esta posición. Aprovechar el balanceo del cuerpo para no quedarse atascado al intentar subir.

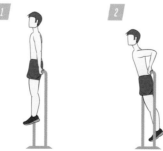

Fondos con balanceo

Dificultad: ԼԼԼԼ

Músculos implicados: pectoral, tríceps y hombros
Progresiones para conseguirlo: fondos, fondos inclinados
Sirve de progresión para: balanceos a straddle
Descripción: Balancearse hasta quedar casi paralelo al suelo. Cuando se esté volviendo de ese balanceo, llevar a cabo un fondo y volver a balancearse hacia atrás. Es cuestión de cogerle el ritmo.

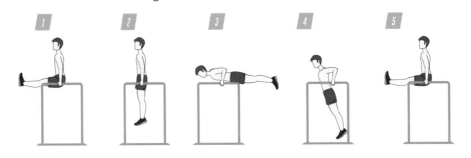

Fondos espartanos explosivos con cambio

Dificultad: ԼԼԼԼ

Músculos implicados: pectoral y tríceps
Progresiones para conseguirlo: fondos espartanos, fondos explosivos
Sirve de progresión para: fondos con palmada, fondos 180, fondos 270, freestyle en fondos
Descripción: Igual que los fondos espartanos pero en cada repetición añadir explosividad y cambiar el brazo que está adelantado.

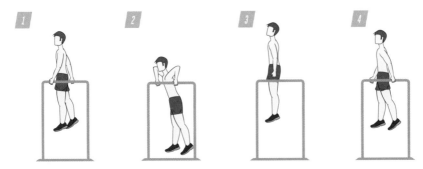

Fondos con salto en soportes

Dificultad: ⌐⌐⌐⌐
Músculos implicados: pectoral y tríceps
Progresiones para conseguirlo: fondos explosivos
Sirve de progresión para: fondos con palmada, freestyle en fondos
Descripción: Colocarse en los soportes de los fondos y, al realizar una repetición, caer a las barras paralelas, para luego volver a subir a los soportes. A veces es más sencillo encoger más los brazos que saltar más alto.

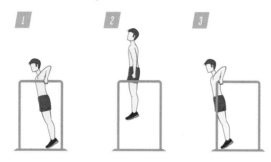

Fondos a tucked planche

Dificultad: ⌐⌐⌐⌐
Músculos implicados: pectoral, tríceps y hombros
Progresiones para conseguirlo: fondos, rana, planche lean, tucked planche
Sirve de progresión para: pino en fondos, plancha straddle
Descripción: Realizar un fondo y, al subir, levantar la cadera y llevar las rodillas al pecho, hasta que los pies lleguen al menos a la altura de las barras.

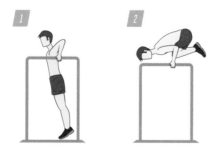

Balanceos a straddle

Dificultad: 🅖🅖🅖🅖🅖
Músculos implicados: pectoral, tríceps y hombros
Progresiones para conseguirlo: fondos con balanceo, fondos a tucked planche
Sirve de progresión para: plancha straddle
Descripción: Igual que los fondos con balanceo pero, al llegar a la posición paralela al suelo, hay que abrir las piernas y bloquear los codos. Intentar aguantar la posición de straddle lo máximo posible.

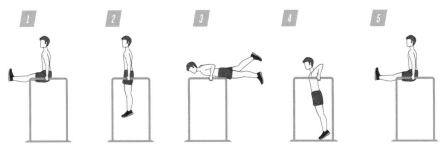

Fondos a un brazo

Dificultad: 🅖🅖🅖🅖🅖
Músculos implicados: pectoral y tríceps
Progresiones para conseguirlo: estático de fondos a un brazo, fondos en barra
Sirve de progresión para: muscle up a un brazo
Descripción: Colocarse en la posición de fondos en barra, e intentar hacer fondos solo con un brazo. Al principio saldrá un rango de movimiento corto pero con el tiempo mejorará.

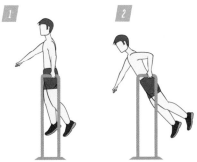

Fondos con palmada

Dificultad: ⌐⌐⌐⌐⌐
Músculos implicados: pectoral y tríceps
Progresiones para conseguirlo: fondos explosivos, fondos espartanos explosivos con cambio, fondos con salto en soportes
Sirve de progresión para: fondos 180, fondos 270, freestyle en fondos
Descripción: Realizar fondos explosivos dando una palmada en el aire. Hay que ayudarse levantando las rodillas al saltar, para, con el tiempo, reducir esta ayuda.

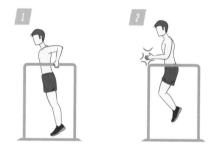

Fondos 180°

Dificultad: ⌐⌐⌐⌐⌐
Músculos implicados: pectoral y tríceps
Progresiones para conseguirlo: fondos explosivos, con palmada, con salto en soportes
Sirve de progresión para: fondos 270, freestyle en fondos
Descripción: Realizar un fondo y girar en el aire hasta quedar mirando hacia el lado contrario. Hay que ayudarse levantando las rodillas al saltar, y, con el tiempo, se reducirá esta ayuda.

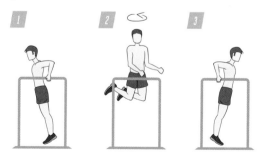

Fondos 270°

Dificultad: ⛄⛄⛄⛄⛄

Músculos implicados: pectoral y tríceps

Progresiones para conseguirlo: fondos con palmada, fondos con salto en soportes, fondos 180

Sirve de progresión para: freestyle en fondos

Descripción: Realizar un fondo y girar en el aire hasta dar un poco más de media vuelta, para caer colgado en una de las barras. Hay que ayudarse levantando las rodillas al saltar, y, con el tiempo, reducir esta ayuda. Al caer, se debe encoger bien las piernas para que no toquen el suelo.

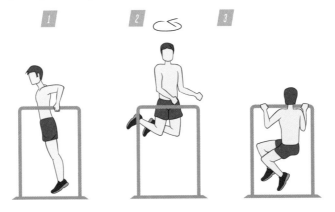

Freestyle en fondos

Dificultad: ⛄⛄⛄⛄⛄

Músculos implicados: variable

Progresiones para conseguirlo: todos los ejercicios de fondos, sobre todo los dinámicos

Sirve de progresión para: vídeos y exhibiciones

Descripción: Combinación de diferentes trucos y ejercicios en fondos, para lograr una buena fluidez y dificultad. También conocido como «p bar flow», incluye muchos movimientos con las piernas y giros.

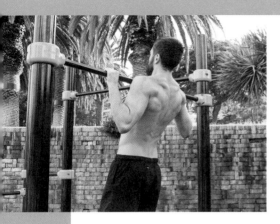

DOMINADAS

Probablemente, se trata del ejercicio más característico del entrenamiento de calistenia y street workout, y es de los básicos indiscutibles. En este tipo de ejercicio, elevamos el cuerpo con la ayuda de una barra. Muchas personas sufren un poco al principio, sobre todo si empiezan desde cero, pero con el tiempo siempre acaba convirtiéndose en uno de los pilares clave de este tipo de entrenamiento. Si no eres capaz de hacer ni una dominada, puedes empezar con los primeros ejercicios de este capítulo y poco a poco ir avanzando, de manera que podrás llegar a hacerlas perfectamente sin ningún problema. Una buena base de dominadas te ayudará en todos los movimientos en barra y te preparará para otro de los ejercicios clave que veremos más adelante: el muscle up.

Para este capítulo es bueno tener una idea clara de la diferencia entre agarre prono y agarre supino, que vemos a continuación:

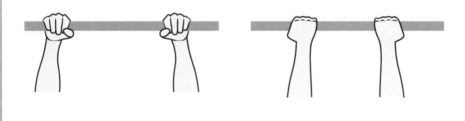

Australian chin ups

Dificultad: ⌐
Músculos implicados: espalda y bíceps
Progresiones para conseguirlo: empezar con barra alta e ir bajando
Sirve de progresión para: dominadas supinas
Descripción: En una barra baja, hacer un movimiento de remo con agarre supino. La dificultad se puede adaptar variando la altura de la barra. Primero se puede realizar con las rodillas flexionadas y, cuando se tenga más fuerza, con las piernas rectas.

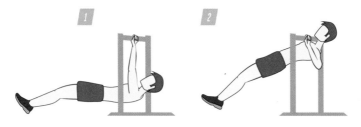

Dead hang

Dificultad: ⌐
Músculos implicados: antebrazos (agarre)
Progresiones para conseguirlo: australian pull ups
Sirve de progresión para: dominadas pronas, retracciones escapulares
Descripción: En una barra de dominadas, quedarse colgado en agarre prono y aguantar esa posición. Intentar ir aumentando el tiempo.

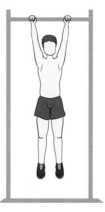

Australian pull ups

Dificultad:
Músculos implicados: espalda y bíceps
Progresiones para conseguirlo: empezar con barra alta e ir bajando
Sirve de progresión para: dominadas pronas
Descripción: En una barra baja, hacer un movimiento de remo con agarre prono. La dificultad se puede adaptar variando la altura de la barra. Primero se puede realizar con las rodillas flexionadas y, cuando se cuente con más fuerza, con las piernas rectas.

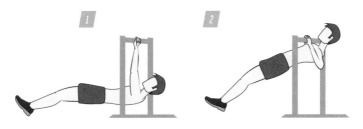

Dominada supina estática

Dificultad:
Músculos implicados:
espalda y bíceps
Progresiones para conseguirlo:
australian chin ups
Sirve de progresión para:
dominadas supinas
Descripción: Saltar a posición de dominada supina y aguantar con la barbilla por encima de la barra. Intentar ir aumentando el tiempo.

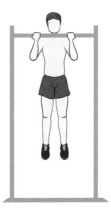

Dominadas supinas negativas

Dificultad:

Músculos implicados: espalda y bíceps
Progresiones para conseguirlo: australian chin ups, dominada supina estática
Sirve de progresión para: dominadas supinas
Descripción: Saltar a posición de dominada supina y bajar hasta estirar los brazos lo más lentamente posible. Intentar ir aumentando el tiempo de bajada.

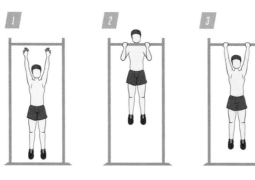

Dominadas supinas cortas

Dificultad:

Músculos implicados: espalda y bíceps
Progresiones para conseguirlo: dominadas supinas negativas
Sirve de progresión para: dominadas supinas
Descripción: Saltar a posición de dominada supina y realizar repeticiones cortas. Intentar ir aumentando el rango.

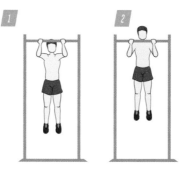

Dominada prona estática

Dificultad:
Músculos implicados:
espalda y bíceps
Progresiones para conseguirlo:
australian pull ups
Sirve de progresión para:
dominadas pronas
Descripción: Saltar a posición de
dominada prona y aguantar con
la barbilla por encima de la barra.
Intentar ir aumentando el tiempo.

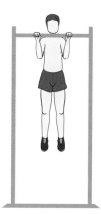

Dominada prona negativa

Dificultad:
Músculos implicados: espalda y bíceps
Progresiones para conseguirlo: australian pull ups, dominada prona estática
Sirve de progresión para: dominada prona
Descripción: Saltar a posición de dominada prona y bajar hasta estirar los brazos,
lo más lentamente posible. Intentar ir aumentando el tiempo de bajada.

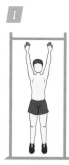
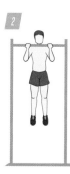
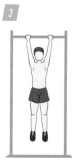

Dominadas pronas cortas

Dificultad: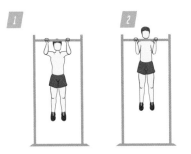
Músculos implicados: espalda y bíceps
Progresiones para conseguirlo: dominadas pronas negativas
Sirve de progresión para: dominada prona
Descripción: Saltar a posición de dominada prona y realizar repeticiones cortas. Intentar ir aumentando el rango de movimiento.

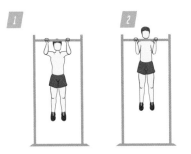

Dominadas supinas

Dificultad:
Músculos implicados: espalda y bíceps
Progresiones para conseguirlo: australian chin ups, dominadas supinas negativas y cortas
Sirve de progresión para: dominadas supinas en I, headbangers, muscle up supino
Descripción: En barra de dominadas, agarrar con las palmas de las manos hacia delante, flexionar los brazos hasta pasar la barbilla por encima de la barra y bajar hasta que los brazos queden estirados.

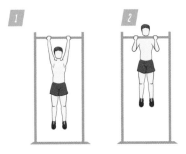

Dominadas pronas

Dificultad: 🐟🐟🐟
Músculos implicados: espalda y bíceps
Progresiones para conseguirlo: australian pull ups, dominadas pronas negativas y cortas
Sirve de progresión para: dominadas explosivas, muscle up, remo en barra
Descripción: En barra de dominadas, agarrar con las palmas de las manos hacia delante, flexionar los brazos hasta pasar la barbilla por encima de la barra y bajar hasta que los brazos queden estirados.

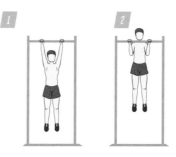

Dominadas en agarre neutro

Dificultad: 🐟🐟🐟
Músculos implicados: espalda y bíceps
Progresiones para conseguirlo: australian chin ups y pull ups, dominadas pronas y supinas cortas
Sirve de progresión para: dominada a una mano
Descripción: Realizar dominadas en barras tipo monkey bars. Este agarre es óptimo para personas que tengan problemas en las muñecas, ya que es menos estresante para estas.

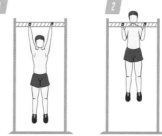

Dominadas en agarre mixto

Dificultad: 🦵🦵🦵
Músculos implicados: espalda y bíceps
Progresiones para conseguirlo: australian chin ups y pull ups, dominadas pronas y supinas cortas
Sirve de progresión para: muscle up agarre mixto, bandera
Descripción: Realizar dominadas en barra con una mano en posición supina y la otra en posición prona.

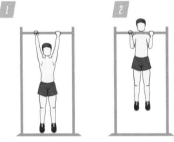

Retracciones escapulares

Dificultad: 🦵🦵🦵
Músculos implicados:
espalda superior y antebrazos (agarre)
Progresiones para conseguirlo:
dead hang
Sirve de progresión para:
dominada estricta, front lever
Descripción: En posición de dead hang, retraer las escápulas sin flexionar los brazos. Ejercicio muy útil para eliminar el kipping (impulso de cadera y piernas) en dominadas y de preparación para front lever.

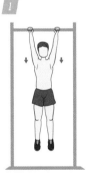

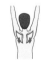

Dominadas en agarre amplio

Dificultad:
Músculos implicados: espalda y bíceps
Progresiones para conseguirlo: dominada
Sirve de progresión para: typewriter, dominadas arquero, muscle up agarre amplio
Descripción: Dominadas normales pero con una mayor amplitud en el agarre, normalmente el doble del ancho de los hombros.

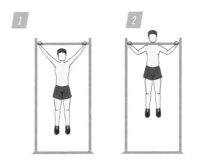

Dominadas en agarre estrecho

Dificultad:
Músculos implicados: espalda y bíceps
Progresiones para conseguirlo: dominadas
Sirve de progresión para: dominada a una mano, muscle up en agarre estrecho
Descripción: Dominadas pronas pero con las manos prácticamente juntas. No es necesario que se toquen ya que esto puede ser estresante para las muñecas.

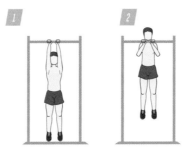

Dominadas con pasos

Dificultad: 🦵🦵🦵
Músculos implicados:
espalda, bíceps y abdominales
Progresiones para conseguirlo:
dominadas
Sirve de progresión para:
freestyle en barra
Descripción: Dominadas normales
pero moviendo los pies, simulando
que hay una escalera, también se
puede aplicar a cualquier otro tipo de
dominadas, sobre todo a las arqueras.

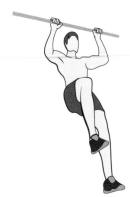

Dominadas asimétricas

Dificultad: 🦵🦵🦵🦵
Músculos implicados: espalda y bíceps
Progresiones para conseguirlo: dominadas, dominadas en agarre amplio
Sirve de progresión para: dominada a una mano, archer pull ups, typewriter
Descripción: En cada repetición, la barbilla debe tocar una de las manos. Hacerlas
con un agarre entre normal y amplio para mayor efectividad.

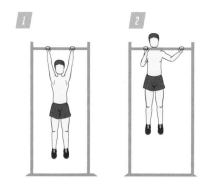

Dominadas Artem Morozov

Dificultad: ⬅⬅⬅⬅
Músculos implicados: espalda y bíceps
Progresiones para conseguirlo: dominadas
Sirve de progresión para: dominada a una mano, front lever
Descripción: En cada repetición, al pasar la barbilla por encima de la barra, hacer una pequeña pausa y un segundo esfuerzo para intentar subir aún más, contrayendo los dorsales y espalda superior.

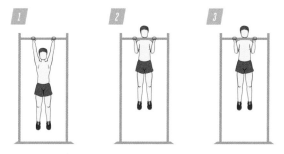

Dominadas arqueras

Dificultad: ⬅⬅⬅⬅
Músculos implicados: espalda y bíceps
Progresiones para conseguirlo: dominadas agarre amplio, dominadas asimétricas
Sirve de progresión para: typewriter, freestyle en barra
Descripción: Igual que las dominadas asimétricas pero, al subir hacia un brazo, estirar completamente el otro, de manera que el antebrazo y la mano queden por encima de la barra.

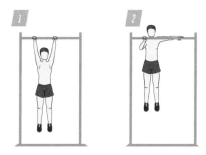

Dominadas typewriter

Dificultad: 𝄞𝄞𝄞𝄞
Músculos implicados: espalda y bíceps
Progresiones para conseguirlo: dominadas en agarre amplio, dominadas arqueras
Sirve de progresión para: dominada a una mano, freestyle en barra
Descripción: Hacer dominadas arqueras pero sin que la barbilla baje del nivel de la barra, realizando un movimiento horizontal de un lado a otro.

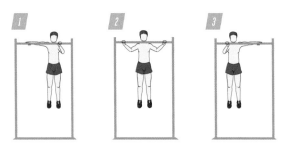

Headbangers

Dificultad: 𝄞𝄞𝄞𝄞
Músculos implicados: espalda y bíceps
Progresiones para conseguirlo: dominadas supinas
Sirve de progresión para: dominadas supinas en l, muscle up supino
Descripción: En posición de dominada supina con los brazos flexionados, realizar dominadas cortas intentando bajar lo mínimo posible, de manera que el movimiento sea casi horizontal.

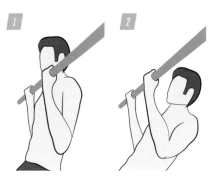

Remo en barra

Dificultad: ⌐⌐⌐⌐
Músculos implicados: espalda y bíceps
Progresiones para conseguirlo: dominadas, leg raises
Sirve de progresión para: pullover, paso a korean, front lever
Descripción: Realizar repeticiones de dominadas con el cuerpo en escuadra y los pies hacia arriba.

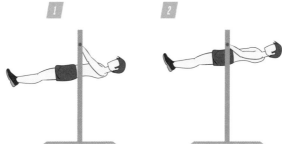

Dominadas supinas en l

Dificultad: ⌐⌐⌐⌐
Músculos implicados: espalda y bíceps
Progresiones para conseguirlo: dominadas supinas, l-sit raises, estático l-sit
Sirve de progresión para: dominadas supinas Artem Morozov
Descripción: Realizar repeticiones de dominadas supinas con las piernas paralelas al suelo.

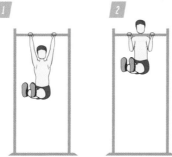

Dominadas explosivas

Dificultad: ⌐⌐⌐⌐
Músculos implicados: espalda y bíceps
Progresiones para conseguirlo: dominadas
Sirve de progresión para: dominadas con palmada, muscle up
Descripción: Realizar dominadas más enérgicas, de manera que al subir el pecho vaya hacia la barra y las manos se despeguen de la misma.

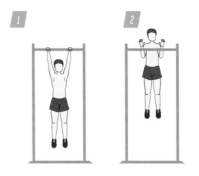

Estático dominada a un brazo

Dificultad: ⌐⌐⌐⌐
Músculos implicados: espalda y bíceps
Progresiones para conseguirlo:
dominadas supinas, headbangers
Sirve de progresión para:
dominada a un brazo
Descripción: Hacer una dominada supina normal y cuando se esté arriba intentar soltar un brazo y aguantar. Para que resulte más fácil, hay que clavar el codo en el lateral de la cintura.

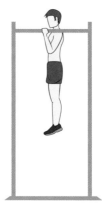

Retracción escapular a un brazo

Dificultad: ⨆⨆⨆⨆⨆
Músculos implicados: espalda superior
Progresiones para conseguirlo: retracción escapular
Sirve de progresión para: dominada a un brazo, muscle up a un brazo
Descripción: Colgando de la barra con un brazo, intentar retraer la escápula, subiendo ligeramente sin flexionar el codo.

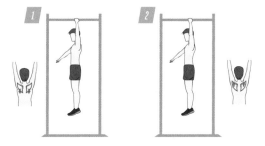

Dominadas con palmada

Dificultad: ⨆⨆⨆⨆⨆
Músculos implicados: espalda y bíceps
Progresiones para conseguirlo: dominadas explosivas
Sirve de progresión para: muscle up, dominadas con palmada entre las piernas
Descripción: Realizar dominadas explosivas, dando una palmada por encima de la barra.

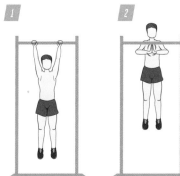

Dominadas con palmada entre las piernas

Dificultad: ⓖⓖⓖⓖⓖ
Músculos implicados: espalda y bíceps
Progresiones para conseguirlo: dominadas con palmada
Sirve de progresión para: dominadas con palmada atrás, freestyle en barra
Descripción: Realizar dominadas explosivas, dando una palmada entre las piernas mientras se está en el aire.

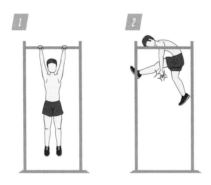

Dominadas con palmada atrás

Dificultad: ⓖⓖⓖⓖⓖ
Músculos implicados: espalda y bíceps
Progresiones para conseguirlo: dominadas con palmada entre las piernas
Sirve de progresión para: dominadas tocando pies, freestyle en barra
Descripción: Realizar dominadas explosivas, dando una palmada por detrás de la espalda mientras se esté en el aire.

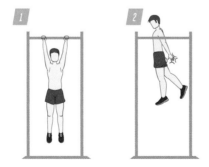

Dominadas tocando pies

Dificultad: ⊌⊌⊌⊌⊌
Músculos implicados: espalda y bíceps
Progresiones para conseguirlo: dominadas con palmada entre las piernas
Sirve de progresión para: freestyle en barra
Descripción: Realizar dominadas explosivas, estirando los pies en horizontal y tocándolos con las manos. Se requiere un mínimo de flexibilidad para poder llevar a cabo este movimiento.

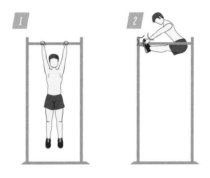

Dominadas supinas Artem Morozov

Dificultad: ⊌⊌⊌⊌⊌
Músculos implicados: espalda y bíceps
Progresiones para conseguirlo: dominadas supinas, dominadas supinas en l
Sirve de progresión para: front lever
Descripción: Realizar dominadas supinas tan explosivas que la barra llegue a la altura del ombligo. Intentar mantener los abdominales bloqueados y las piernas hacia delante.

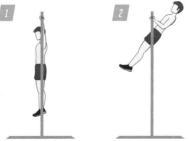

Dominadas a un brazo

Dificultad: ⬆⬆⬆⬆⬆
Músculos implicados: espalda y bíceps
Progresiones para conseguirlo: retracciones escapulares a un brazo, dominadas asimétricas, estática de dominadas a un brazo
Sirve de progresión para: muscle up a un brazo
Descripción: Realizar dominadas usando un solo brazo. Realizarlas con el agarre que resulte más cómodo. Al principio es posible ayudarse de un pequeño impulso, que habrá que reducir con el tiempo.

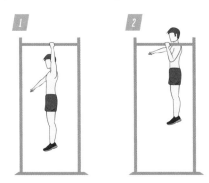

Freestyle en barra

Dificultad: variable
Músculos implicados: variable
Progresiones para conseguirlo: todos los ejercicios de dominadas
Sirve de progresión para: vídeos, exhibiciones, demostraciones, etc.
Descripción: Combinar diferentes ejercicios de dominadas para hacer una coreografía en la barra, intentando conseguir la mayor dificultad y fluidez posible.

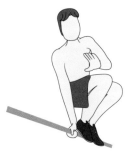

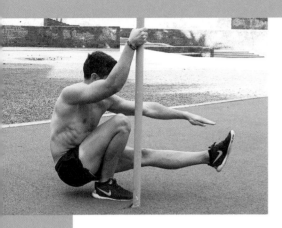

PIERNA

Se trata de una de las partes del entrenamiento de calistenia y street workout sobre la que hay polémica. En las competiciones de freestyle, no se realizan «trucos» o movimientos de piernas, por lo que algunas de las personas que tienen un interés competitivo muchas veces no entrenan piernas o lo hacen muy deficientemente. Esto suele provocar las críticas de aquellos que persiguen un fin estético, por la falta de proporcionalidad entre un tren superior muy trabajado y un tren inferior nada desarrollado. Mi opinión es que cada uno debe entrenar lo que le guste y tener en cuenta sus objetivos. Pero también creo que aquellos que entrenan para competir o para hacer freestyle deben tener en cuenta que entrenar piernas, aunque sea una vez a la semana, tiene unos beneficios que les pueden interesar. En concreto, en las piernas están los músculos más grandes del cuerpo, y entrenarlos produce una respuesta hormonal muy beneficiosa: un aumento de la testosterona y la hormona del crecimiento que se transfiere en beneficios para la musculatura de todo el cuerpo y los niveles de energía, entre otros. De la misma forma, es interesante para practicantes de freestyle como una forma de descansar el tren superior y las manos.

En cuanto a los supuestos efectos negativos de entrenar pierna en personas que quieran competir, puedo asegurarles por experiencia propia que un poco de volumen en las piernas no afecta tanto a la hora de realizar planchas y levers como podría parecer. Obviamente, si vas a competir en freestyle, no te interesa tener unas piernas demasiado grandes, pero no notarás ningún efecto negativo si su musculatura está en equilibrio con el resto del cuerpo.

Por último, como los anteriores, este capítulo también está distribuido de forma progresiva, de más fácil a más difícil, pero te recomiendo que no elimines de sus entrenamientos los movimientos de dificultad media. Lo ideal sería que conforme vayas mejorando te centres en los ejercicios de mayor complejidad, pero no elimines por completo de tu rutina el resto, ya que son complementarios y tienen sus propias características.

Sentadillas asistidas

Dificultad:

Músculos implicados: cuádriceps
Progresiones para conseguirlo: ayudarse con los brazos
Sirve de progresión para: sentadilla
Descripción: Utilizando una barra baja como apoyo, colocarse de frente con las dos manos en la barra y hacer una sentadilla, bajando hasta los 90°. Con el tiempo, intentar reducir la ayuda de los brazos.

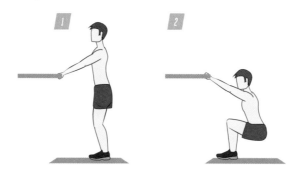

Estático sentadilla contra la pared

Dificultad:

Músculos implicados: cuádriceps
Progresiones para conseguirlo: sentadilla asistida
Sirve de progresión para: sentadilla
Descripción: Colocarse con la espalda contra la pared y las rodillas flexionadas, formando un ángulo de 90°, y aguantar en esa posición.

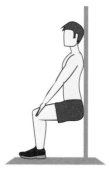

Sentadilla corta

Dificultad: 💪
Músculos implicados: cuádriceps
Progresiones para conseguirlo: sentadilla asistida, estático sentadilla contra la pared
Sirve de progresión para: sentadilla
Descripción: Colocar las piernas con una apertura un poco mayor que la de los hombros, con las puntas de los pies ligeramente hacia fuera, y flexionar las rodillas para bajar hasta unos 45°, para después volver a subir. Mantener la espalda recta.

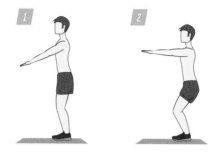

Sentadilla

Dificultad: 💪
Músculos implicados: cuádriceps y glúteos
Progresiones para conseguirlo: sentadilla asistida, sentadilla corta
Sirve de progresión para: sentadilla explosiva
Descripción: Colocar las piernas con una apertura un poco mayor que la de los hombros, con las puntas de los pies ligeramente hacia fuera, y flexionar rodillas para bajar hasta los 90°, para volver a subir. Mantener la espalda recta.

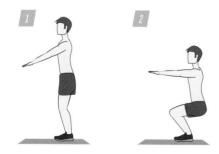

Estático sentadilla

Dificultad:
Músculos implicados:
cuádriceps y glúteos
Progresiones para conseguirlo:
sentadilla asistida, sentadilla corta,
sentadilla
Sirve de progresión para: estático
sentadilla contra la pared a una pierna
Descripción: Colocarse en posición de
sentadilla con las rodillas flexionadas
a 90° y aguantar.

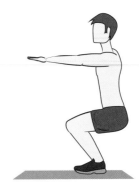

Levantamientos de gemelos

Dificultad:
Músculos implicados: gemelos
Progresiones para conseguirlo: movimiento corto al principio e ir aumentando el rango
Sirve de progresión para: shotgun pistol squat asistida
Descripción: Colocarse en el borde de un escalón o barra baja, a la pata coja. Contraer
el gemelo para ponerse de puntillas y luego volver a bajar.

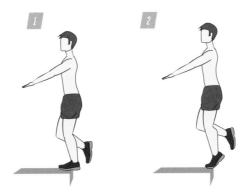

Zancadas

Dificultad:
Músculos implicados: cuádriceps y glúteos
Progresiones para conseguirlo: sentadilla corta, sentadilla
Sirve de progresión para: bulgarian squat, zancadas explosivas con cambio
Descripción: Adelantar una pierna, dejando la otra atrás, y flexionar la rodilla hasta un ángulo de 90°, para volver a la posición inicial y cambiar de pierna.

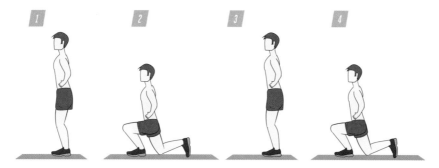

Curl femoral con peso corporal

Dificultad:
Músculos implicados: femoral y glúteos
Progresiones para conseguirlo: realizar repeticiones cortas e ir aumentando el rango
Sirve de progresión para: curl femoral a una pierna
Descripción: Colocarse tumbado en el suelo boca arriba, flexionar rodillas y levantar la cadera hasta que la espalda quede alineada con los muslos.

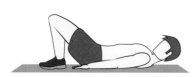
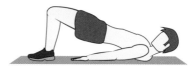

Sentadilla sumo

Dificultad:

Músculos implicados: cuádriceps y glúteos
Progresiones para conseguirlo: sentadilla
Sirve de progresión para: zancada lateral
Descripción: Realizar sentadillas con una apertura de piernas superior a la normal y con las puntas de los pies mirando hacia fuera. Intensifica el trabajo de glúteos.

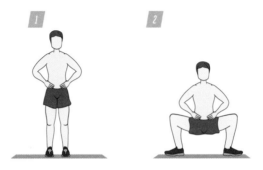

Bulgarian squat

Dificultad:

Músculos implicados: cuádriceps y glúteos
Progresiones para conseguirlo: zancadas, sentadilla
Sirve de progresión para: zancadas explosivas con cambio, sentadillas cortas a una pierna
Descripción: Con el empeine de un pie apoyado en un banco o barra baja, colocarse en posición de zancada y realizar repeticiones.

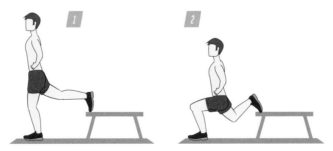

Zancadas laterales

Dificultad: ⅃⅃⅃
Músculos implicados: cuádriceps, femoral y glúteos
Progresiones para conseguirlo: zancadas
Sirve de progresión para: zancadas explosivas con cambio, sentadillas cortas a una pierna, sentadilla profunda
Descripción: Colocarse de pie y dar un paso largo hacia un lado, flexionando la rodilla mientras se mantiene la otra estirada.

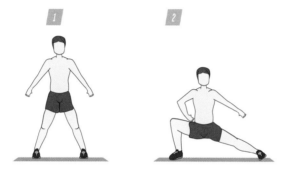

Sentadilla corta a una pierna

Dificultad: ⅃⅃⅃
Músculos implicados: cuádriceps y glúteos
Progresiones para conseguirlo: sentadilla, bulgarian squat, zancadas laterales
Sirve de progresión para: pistol squat asistida, airborne squat
Descripción: Colocarse en equilibrio a la pata coja y realizar repeticiones cortas, bajando hasta los 45°.

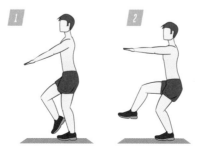

Sentadilla profunda

Dificultad: ⚊⚊⚊⚊
Músculos implicados: cuádriceps, femoral y glúteos
Progresiones para conseguirlo: sentadilla, bulgarian squat, zancadas
Sirve de progresión para: sentadilla con salto, pistol squat
Descripción: Realizar sentadillas pero bajando lo máximo posible, superando de largo los 90°. Añade trabajo de femoral y glúteos.

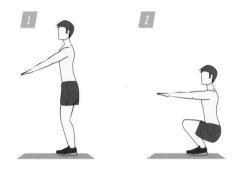

Curl femoral a una pierna

Dificultad: ⚊⚊⚊⚊
Músculos implicados: femoral y glúteos
Progresiones para conseguirlo: curl femoral con peso corporal
Sirve de progresión para: pistol squat
Descripción: Colocarse tumbado en el suelo boca arriba, flexionar una rodilla, mientras que la otra pierna se mantiene estirada en el aire. Levantar la cadera hasta que la espalda quede alineada con los muslos.

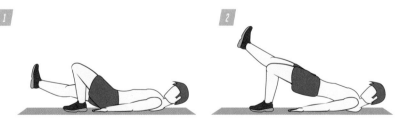

Zancadas explosivas con cambio

Dificultad: ⏝⏝⏝⏝
Músculos implicados: cuádriceps y glúteos
Progresiones para conseguirlo: zancadas, bulgarian squat
Sirve de progresión para: sentadillas explosivas, saltos a plataforma
Descripción: Realizar una zancada normal pero, al subir, saltar y cambiar de pierna, sin llegar a quedarse de pie en ningún momento.

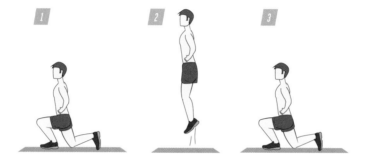

Hawaiian squat

Dificultad: ⏝⏝⏝⏝
Músculos implicados: cuádriceps y glúteos
Progresiones para conseguirlo: sentadillas, sentadillas cortas a la pata coja
Sirve de progresión para: pistol squat
Descripción: De pie a la pata coja, colocar un pie encima de la rodilla contraria y realizar una sentadilla hasta llegar a los 90°.

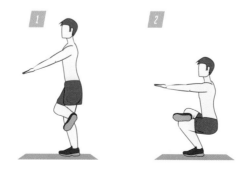

Maldini squat

Dificultad:

Músculos implicados: cuádriceps y glúteos
Progresiones para conseguirlo: sentadillas, sentadillas cortas a la pata coja
Sirve de progresión para: pistol squat
Descripción: Igual que las hawaiian squat pero el pie va por detrás de la rodilla y se agarra con la mano contraria.

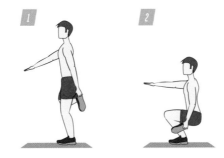

Pistol squat asistida

Dificultad:

Músculos implicados: cuádriceps, femoral y glúteos
Progresiones para conseguirlo: sentadilla, sentadilla profunda
Sirve de progresión para: pistol squat
Descripción: Colocarse frente a algún poste y cogerlo con una mano. Estirar una pierna y realizar una sentadilla profunda con la otra. Los glúteos deben rozar el suelo y hay que evitar levantar el talón.

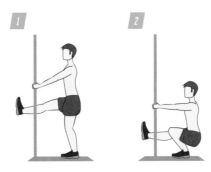

Shotgun squat asistida

Dificultad: GGGG
Músculos implicados: cuádriceps, femoral, glúteos y gemelos
Progresiones para conseguirlo: sentadilla, sentadilla profunda, pistol squat asistido
Sirve de progresión para: shotgun pistol squat
Descripción: Igual que una pistol squat asistida pero cuando estás abajo te pones de puntillas durante un segundo para contraer el gemelo y vuelves a subir.

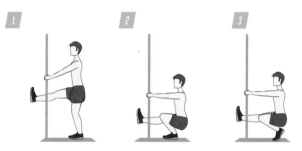

Sentadilla explosiva

Dificultad: GGGG
Músculos implicados: cuádriceps, glúteos y gemelos
Progresiones para conseguirlo: sentadilla, sentadilla profunda
Sirve de progresión para: saltos a plataforma
Descripción: Realiza una sentadilla normal pero, al subir, añadir explosividad al movimiento, de forma que se dé un salto. Para mayor dificultad, llevar las rodillas al pecho.

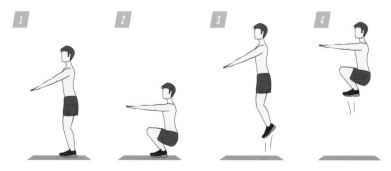

Saltos a plataforma

Dificultad: ⌇⌇⌇⌇
Músculos implicados: cuádriceps, glúteos y gemelos
Progresiones para conseguirlo: sentadilla, sentadilla explosiva
Sirve de progresión para: pistol squat explosivo
Descripción: Frente a una plataforma o banco que esté a la altura de la cintura, realizar una sentadilla explosiva y subir a la plataforma con los dos pies a la vez, para bajar de un salto hacia atrás.

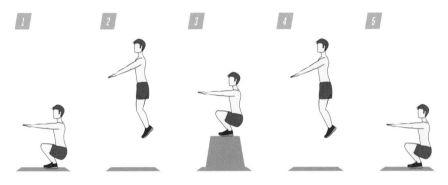

Estático contra la pared a una pierna

Dificultad: ⌇⌇⌇⌇
Músculos implicados: cuádriceps
Progresiones para conseguirlo: estático sentadilla contra la pared
Sirve de progresión para: airborne squat, pistol squat
Descripción: Colocarse sentado contra la pared con una pierna en el suelo y la otra estirada hacia el frente.

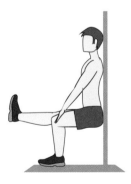

Airborne squat

Dificultad: ⌐ ⌐ ⌐ ⌐ ⌐
Músculos implicados: cuádriceps y glúteos
Progresiones para conseguirlo: sentadilla corta a una pierna, estático contra la pared a una pierna
Sirve de progresión para: pistol squat
Descripción: De pie con una pierna flexionada hacia atrás, bajar hasta que la rodilla de esa pierna toque el suelo y volver a subir. Para mayor dificultad no hay que inclinarse hacia delante y hay que evitar rebotar en el suelo.

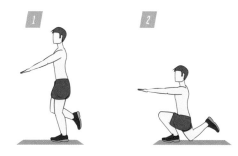

Pistol squat

Dificultad: ⌐ ⌐ ⌐ ⌐ ⌐
Músculos implicados: cuádriceps, femoral y glúteos
Progresiones para conseguirlo: sentadilla profunda, pistol squat asistido
Sirve de progresión para: shotgun pistol squat, pistol squat explosivo
Descripción: De pie a la pata coja, bajar con una pierna estirada. Los glúteos deben llegar a rozar el suelo y no hay que levantar el talón en ningún momento.

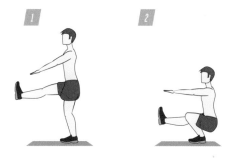

Shotgun squat

Dificultad: ⚏⚏⚏⚏⚏
Músculos implicados: cuádriceps, femoral, glúteos, gemelos
Progresiones para conseguirlo: sentadilla profunda, pistol squat asistido, pistol squat
Sirve de progresión para: pistol squat explosivo
Descripción: Igual que un pistol squat pero cuando se está abajo hay que ponerse de puntillas durante un segundo para contraer el gemelo y volver a subir.

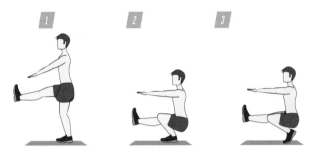

Pistol squat explosiva

Dificultad: ⚏⚏⚏⚏⚏
Músculos implicados: cuádriceps, femoral, glúteos y gemelos
Progresiones para conseguirlo: sentadilla profunda, pistol squat asistido, pistol squat
Sirve de progresión para: cualquier variación de ejercicio de pierna que se te ocurra
Descripción: Realizar un pistol squat pero de manera explosiva, saltando al estirar la pierna.

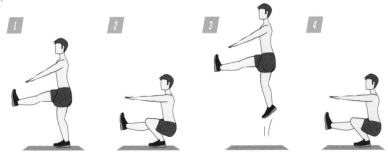

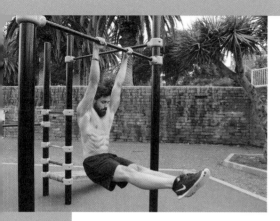

CORE

Cuando hablamos de core, hacemos referencia a los grupos musculares de la zona central del cuerpo: los abdominales, oblicuos, lumbares y psoas, entre otros. En primer lugar, una aclaración sobre el psoas (psoas ilíaco). Se trata de un músculo que se encuentra en la cadera y cuya misión es acercar el fémur a la columna, principalmente, y es un músculo profundo, lo que significa que, aunque lo trabajes mucho, nunca lo verás externamente. Todo esto viene a colación por la creencia de que en los ejercicios de levantamiento de piernas se trabaja el «abdominal inferior». Realmente lo que más se trabaja y fortalece en esos ejercicios es el psoas.

El abdominal es un músculo que se contrae uniformemente, lo que quiere decir que no se puede contraer la parte inferior sin contraer la superior. Por lo tanto, cuando trabajas abdominales, lo haces de forma completa. Así, si quieres tener unos abdominales marcados y fuertes, debes realizar ejercicios de abdominales, y si lo que deseas es que se te vean los abdominales inferiores, tendrás que añadir a tu rutina una dieta que reduzca tu porcentaje de grasa corporal. En conclusión, para el entrenamiento de calistenia y street workout es relevante contar con unos abdominales fuertes, unos psoas potentes y un porcentaje de grasa corporal bajo.

Otro punto que merece la pena mencionar es la sobreestimación de la importancia del core. Mucha gente piensa que para realizar movimientos como planchas, front lever o bandera, lo que hay que hacer es trabajar mucho los abdominales, lumbares y oblicuos. En mi opinión esto es totalmente erróneo, pues, para estos trucos es necesario tener una fuerza base en el core, sí, que te permita sostener tu cuerpo en posición paralela al suelo, pero no son los músculos principales de ninguno de estos trucos. Veamos un ejemplo: la full planche. Para mantenerte en esta posición hace falta contar con una buena fuerza en lumbar y abdominales; sin embargo, lograr esa fuerza no quiere decir que puedas llevar a cabo ese truco, pues, además y mucho más importante (y más difícil de conseguir), necesitarás tener unos hombros muy fuertes, ya que el esfuerzo principal se realiza en estos músculos.

Por todas estas razones, verás que la mayoría de los ejercicios de este capítulo no están clasificados como progresiones para trucos difíciles. En definitiva, no centres tu entrenamiento en los abdominales, y menos si lo haces con la creencia de que así conseguirás la famosa «tableta de chocolate» o pensando que así podrás llevar a cabo los trucos más impresionantes.

Crunches cortos en suelo

Dificultad: 🦾
Músculos implicados: abdominales
Progresiones para conseguirlo: realizar movimientos cortos e ir ampliando el rango
Sirve de progresión para: crunches completos
Descripción: Acostarse en el suelo boca arriba, flexionar las rodillas y mantenerlas en el aire. Realizar contracciones abdominales cortas para levantar la parte superior de la espalda del suelo.

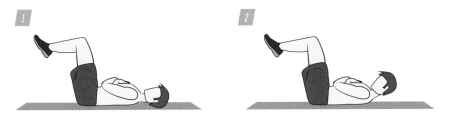

Crunches completos en suelo

Dificultad: 🦾🦾
Músculos implicados: abdominales
Progresiones para conseguirlo: crunches cortos en suelo
Sirve de progresión para: knee raises en fondos
Descripción: Acostarse en el suelo boca arriba, flexionar las rodillas y mantener los pies en el suelo. Realizar una contracción abdominal de manera que la espalda se levante del suelo y la cabeza vaya a la rodilla.

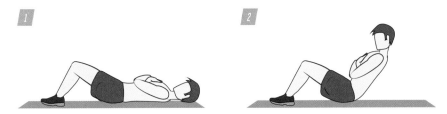

Plancha abdominales

Dificultad:
Músculos implicados: abdominales y psoas
Progresiones para conseguirlo: crunches cortos en suelo, crunches completos en suelo
Sirve de progresión para: plancha lateral, plancha de abdominales avanzada
Descripción: Colocarse en el suelo apoyando las puntas de los pies y todo el antebrazo. Mantener esta posición el máximo tiempo posible.

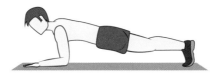

Tijeras en suelo

Dificultad:
Músculos implicados: abdominales y psoas
Progresiones para conseguirlo: plancha abdominal, crunches completos en suelo
Sirve de progresión para: leg raises en suelo, windshield wipers en suelo
Descripción: Acostarse boca arriba, levantar las piernas lo justo para que los talones no toquen el suelo y mantenerlas en esa posición, para cruzarlas una y otra vez.

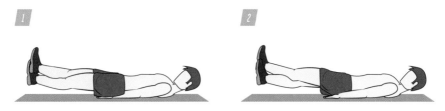

Leg raises en suelo

Dificultad: 💪💪
Músculos implicados: abdominales y psoas
Progresiones para conseguirlo: tijeras en suelo, crunches completos en suelo
Sirve de progresión para: knee raises en fondos
Descripción: Acostarse boca arriba y levantar ambas piernas, manteniéndolas rectas, hasta formar un ángulo de 90° con el suelo.

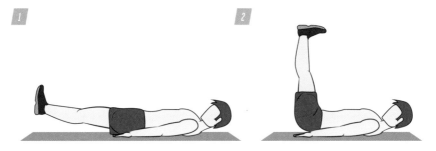

Plancha lateral

Dificultad: 💪💪
Músculos implicados: abdominales y oblicuos
Progresiones para conseguirlo: plancha abdominal
Sirve de progresión para: windshield wipers en suelo, bandera
Descripción: Colocarse en el suelo de lado, apoyando un antebrazo y el lateral de los pies, e intentar que no caiga la cadera.

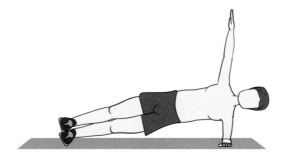

Windshield wipers en suelo

Dificultad: 🖐🖐
Músculos implicados: abdominales y oblicuos
Progresiones para conseguirlo: leg raises en suelo
Sirve de progresión para: windshield wipers
Descripción: Acostarse boca arriba con las piernas rectas a 90°, y llevarlas a un lado hasta que los pies rocen el suelo. Luego, cambiar hacia el otro lado.

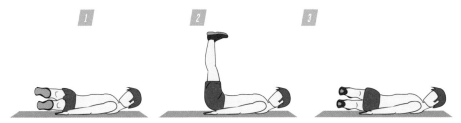

Crunches cortos lumbares

Dificultad: 🖐🖐
Músculos implicados: lumbares
Progresiones para conseguirlo: plancha abdominal
Sirve de progresión para: crunches lumbares
Descripción: Acostarse boca abajo. Colocar las manos en la parte trasera de la cabeza y realizar una contracción lumbar de forma que el pecho se despegue del suelo.

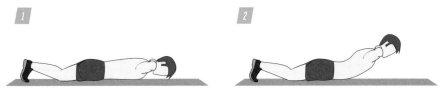

Estático crunch lumbar

Dificultad:
Músculos implicados: lumbares
Progresiones para conseguirlo: crunches cortos lumbares
Sirve de progresión para: crunches lumbares
Descripción: Acostarse boca abajo. Colocar las manos en la parte trasera de la cabeza y realizar una contracción lumbar de forma que el pecho se despegue del suelo. Mantenerse en esa posición lo máximo posible.

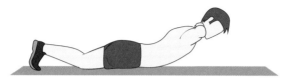

Crunches lumbares

Dificultad:
Músculos implicados: lumbares
Progresiones para conseguirlo: crunches cortos lumbares
Sirve de progresión para: elevaciones en back lever
Descripción: Acostarse boca abajo, estirar los brazos y realizar una contracción lumbar, de forma que tanto los pies como el pecho se levanten del suelo.

1   2

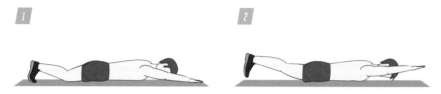

Russian twist crunches

Dificultad: 🏋🏋🏋
Músculos implicados: abdominales y oblicuos
Progresiones para conseguirlo: crunches completos en suelo
Sirve de progresión para: knee raises en barra con guiño
Descripción: Colocarse sentado en el suelo, apoyándose en la parte superior de los glúteos y con las rodillas flexionadas. Unir las manos en posición de «rezo» y girar el torso de un lado a otro.

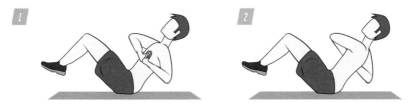

Knee raises en fondos

Dificultad: 🏋🏋🏋
Músculos implicados: abdominales y psoas
Progresiones para conseguirlo: leg raises en suelo
Sirve de progresión para: knee raises en barra
Descripción: Colocarse en posición de fondos y levantar las rodillas hasta el pecho. Seguidamente, bajar de forma controlada hasta volver a quedar estirado. Hay que evitar balanceos e inercias.

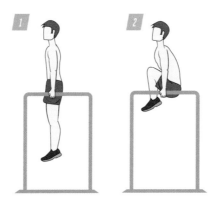

Knee raises en barra

Dificultad: ⊑ ⊑ ⊑
Músculos implicados: abdominales y psoas
Progresiones para conseguirlo: knee raises en fondos
Sirve de progresión para: I-sit raises en barra
Descripción: Colocarse colgado de la barra y llevar las rodillas al pecho, sin flexionar los brazos. Para poder realizar repeticiones de forma correcta, se debe encontrar el ritmo adecuado.

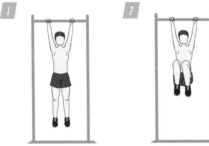

I-sit raises en fondos

Dificultad: ⊑ ⊑ ⊑
Músculos implicados: abdominales y psoas
Progresiones para conseguirlo: knee raises en fondos
Sirve de progresión para: elevaciones en v en fondos
Descripción: Colocarse en posición de fondos y levantar las piernas rectas hasta formar un ángulo de 90° con el cuerpo. Hay que evitar balancearse o ayudarse de la inercia.

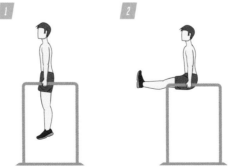

I-sit raises en barra

Dificultad: ⚍⚍⚍
Músculos implicados: abdominales, psoas y lumbar
Progresiones para conseguirlo: knee raises en barra
Sirve de progresión para: leg raises
Descripción: Colocarse colgado de la barra y levantar las piernas rectas hasta formar un ángulo de 90°. Hay que evitar balancearse o ayudarse de la inercia.

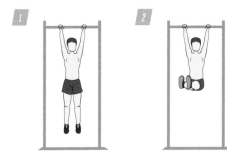

Estático I-sit en fondos

Dificultad: ⚍⚍⚍
Músculos implicados:
abdominales y psoas
Progresiones para conseguirlo:
I-sit raises en fondos
Sirve de progresión para:
I-sit raises en fondos con guiño
Descripción: Colocarse en fondos y levantar las piernas rectas hasta formar un ángulo de 90°. Mantener esta posición todo el tiempo que se pueda.

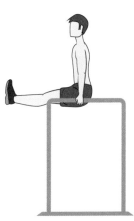

Knee raises en barra con guiño

Dificultad: ⫶⫶⫶
Músculos implicados: abdominales, oblicuos y psoas
Progresiones para conseguirlo: knee raises en barra
Sirve de progresión para: windshield wipers
Descripción: Realizar un knee raise en barra pero, antes de que las rodillas lleguen al pecho, girar la cadera, haciendo una flexión con el oblicuo de forma que los pies vayan hacia un lado.

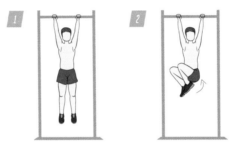

I-sit raises en fondos con guiño

Dificultad: ⫶⫶⫶
Músculos implicados: abdominales, oblicuos y psoas
Progresiones para conseguirlo: rana a pino, flexiones a pino asistidas
Sirve de progresión para: windshield wipers
Descripción: Realizar un I-sit raise en fondos pero, cuando las piernas formen un ángulo de 90°, girar la cadera, haciendo una flexión con el oblicuo de forma que los pies vayan hacia un lado.

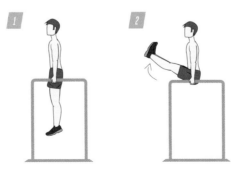

Elevaciones en v en fondos

Dificultad:

Músculos implicados: abdominales y psoas
Progresiones para conseguirlo: l-sit raises en fondos
Sirve de progresión para: leg raises
Descripción: Colocarse en posición de fondos con los antebrazos en las barras paralelas. Desde esa posición, flexionar las rodillas hacia el pecho y luego estirar las piernas, quedando en una posición de v, para luego volver a bajar.

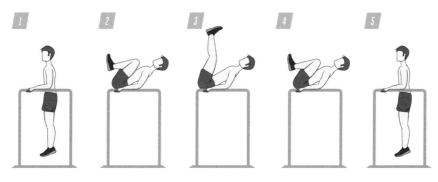

Leg raises

Dificultad:

Músculos implicados: abdominales, lumbar y psoas
Progresiones para conseguirlo: l-sit raises en barra
Sirve de progresión para: windshield wipers, pullover
Descripción: Colgarse en la barra y llevar los pies a la misma, intentando no flexionar las rodillas.

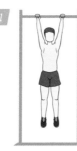
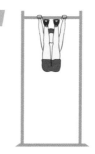

Windshield wipers

Dificultad: ⌙⌙⌙⌙

Músculos implicados: abdominales y psoas

Progresiones para conseguirlo: windshield wipers en suelo, leg raises, knee raises en barra con guiño

Sirve de progresión para: vuelta al mundo

Descripción: Colocarse en la barra con los pies hacia el cielo, manteniendo el cuerpo en posición de l, y llevar los pies de un lado a otro, manteniendo las piernas rectas.

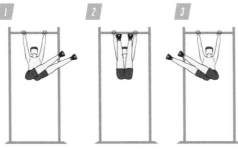

Pullover

Dificultad: ⌙⌙⌙⌙

Músculos implicados: abdominales, psoas, dorsal y bíceps

Progresiones para conseguirlo: leg raises, dominadas pronas

Sirve de progresión para: l-sit pullover

Descripción: Colgarse en la barra, llevar los pies a la misma y, al mismo tiempo, flexionar los brazos, de forma que se gire por encima de la barra y se dé una vuelta hasta quedar en posición de fondo en barra.

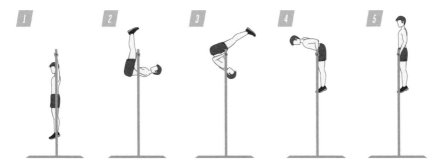

Plancha de abdominales avanzada

Dificultad: ⫧⫧⫧⫧
Músculos implicados: abdominales, hombros y lumbar
Progresiones para conseguirlo: plancha de abdominales, crunches lumbares
Sirve de progresión para: ejercicios de planchas
Descripción: Colocarse boca abajo en el suelo con brazos y piernas estirados, y, desde esa posición, intentar levantarse, de forma que el único apoyo sean manos y pies.

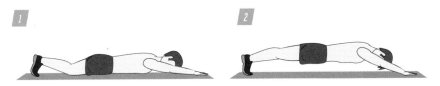

I-sit leg raises

Dificultad: ⫧⫧⫧⫧
Músculos implicados: abdominales, psoas y lumbar
Progresiones para conseguirlo: I-sit raises en barra, leg raises
Sirve de progresión para: I-sit pullover
Descripción: Realizar repeticiones desde la posición de I-sit en barra hasta la posición de leg raises, llevando los pies a la barra y manteniendo las piernas estiradas. Hay que frenar la caída para volver a quedar en I-sit.

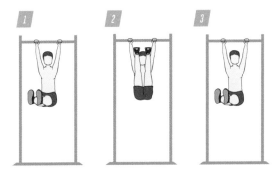

I-sit pullover

Dificultad: ⌐⌐⌐⌐
Músculos implicados: abdominales, dorsal, bíceps y psoas
Progresiones para conseguirlo: I-sit log raises
Sirve de progresión para: front lever
Descripción: Desde la posición de I-sit, realizar un pullover y bajar de la barra para volver a quedar en I-sit.

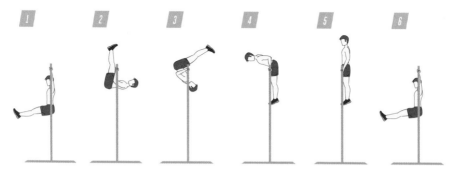

Vuelta al mundo

Dificultad: ⌐⌐⌐⌐
Músculos implicados: abdominales, psoas y oblicuos
Progresiones para conseguirlo: windshield wipers
Sirve de progresión para: front lever
Descripción: Colgarse de la barra y llevar los pies hacia un lado y luego hacia arriba, manteniendo las piernas rectas. Continuar con el giro hasta que se dé una vuelta completa.

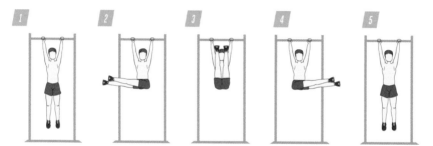

MUSCLE UP

Muscle up 1

El muscle up es uno de los ejercicios al que todo calisténico aspira cuando empieza a entrenar, es decir, aquel que marca la diferencia entre un principiante y alguien que ya tiene un cierto recorrido o nivel en esta práctica deportiva. Además, se trata de uno de los ejercicios más completos para el tren superior, pues implica realizar un empuje y tirón, con una parte de dominada y otra de fondo en barra, así como una zona intermedia que pone a prueba la movilidad y la fuerza de tus hombros.

Si en tu recorrido por este libro ya has progresado adecuadamente en el bloque de dominadas, no tendrás problema en lograr el muscle up, eso sí, habrás de prepararte con los ejercicios previos que aparecen al principio de este capítulo. Lo único que te recomiendo para asegurarte de que no tienes problemas en conseguir tu objetivo es controlar la flexibilidad y la movilidad de los hombros. Para ello, colócate sentado en el suelo e intenta llevar las manos a tu espalda lo más atrás posible. Para ir bien, deberías ser capaz de formar un ángulo mayor de 90° entre tu espalda y tus brazos.

Muscle up 2

De esta manera, comprobarás si tus hombros te permiten realizar el movimiento y llevar los codos totalmente por encima de la barra. Si notas que te tira mucho y no lo logras, deberás trabajarlo poco a poco, intentando llegar cada vez más atrás, hasta que tengas un rango de movimiento apto para el muscle up.

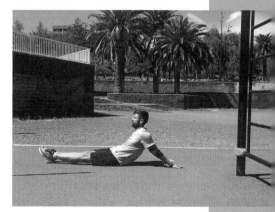

Como siempre, los ejercicios están ordenados por dificultad, pero, una vez consigas el muscle up estricto, te recomiendo que no descartes por completo ningún ejercicio previo, ya que todos tienen un papel en el entrenamiento y no son excluyentes.

Muscle up asistido con salto

Dificultad:
Músculos implicados: dorsal, pectoral y tríceps
Progresiones para conseguirlo: dominadas pronas, fondos en barra
Sirve de progresión para: muscle up asistido con pierna, muscle up
Descripción: En una barra a altura media-baja, ayúdate de un salto para subir
y quedarte en posición de fondos en barra.

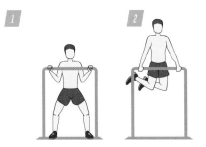

Muscle up asistido con pierna

Dificultad:
Músculos implicados: dorsal, pectoral y tríceps
Progresiones para conseguirlo: dominadas pronas, fondos en barra, muscle up
con salto
Sirve de progresión para: muscle up
Descripción: Colgarse de la barra y colocar una de las corvas en esta. Balancearse
con la otra pierna estirada y, cuando se tenga suficiente balanceo, subir hasta
quedar por encima de la barra.

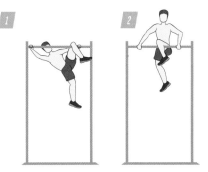

Muscle up olímpico

Dificultad: ⚑⚑⚑
Músculos implicados: dorsal, pectoral y tríceps
Progresiones para conseguirlo: muscle up asistido con salto y con pierna
Sirve de progresión para: muscle up, freestyle
Descripción: Colgarse de la barra y tomar un fuerte impulso adelantando el pecho. Hay que usar ese impulso para llevar los pies a la barra y generar una palanca que permita levantarse por encima de esta, manteniendo los brazos lo más estirados posible.

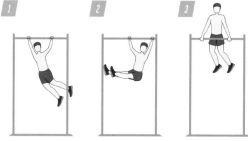

Muscle up

Dificultad: ⚑⚑⚑⚑
Músculos implicados: dorsal, bíceps, pectoral y tríceps
Progresiones para conseguirlo: muscle up asistidos, dominadas explosivas, fondos en barra
Sirve de progresión para: el resto de los ejercicios de muscle up
Descripción: Colgarse de la barra y subir de forma explosiva, metiendo la cabeza por encima de la barra y quedando en posición de fondo en barra.

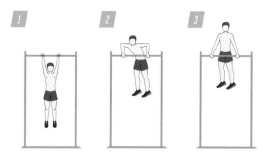

Muscle up agarre cerrado

Dificultad: ⊊⊊⊊⊊
Músculos implicados: dorsal, bíceps, pectoral y tríceps
Progresiones para conseguirlo: muscle up, dominadas con agarre cerrado
Sirve de progresión para: muscle up estricto, muscle up a un brazo
Descripción: Igual que el muscle up pero con las manos unidas. Si resulta incómodo para las muñecas, hay que separar las manos un poco.

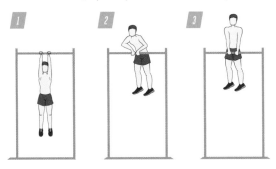

Muscle up agarre amplio

Dificultad: ⊊⊊⊊⊊
Músculos implicados: dorsal, bíceps, pectoral y tríceps
Progresiones para conseguirlo: muscle up, dominadas con agarre amplio
Sirve de progresión para: muscle up estricto
Descripción: Igual que el muscle up pero con un agarre el doble de ancho que los hombros. Hay que centrarse más en el trabajo de dorsal.

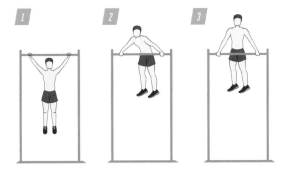

Muscle up agarre mixto

Dificultad: ⚲⚲⚲⚲
Músculos implicados: dorsal, bíceps, pectoral y tríceps
Progresiones para conseguirlo: muscle up, dominadas agarre mixto
Sirve de progresión para: freestyle en barra
Descripción: Igual que el muscle up pero con una mano en posición prona y otra supina. Ayuda a mejorar en trucos de freestyle que son con agarre cambiado.

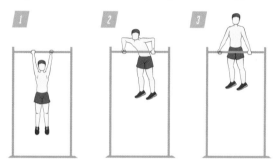

Muscle up supino

Dificultad: ⚲⚲⚲⚲
Músculos implicados: dorsal, bíceps, pectoral y tríceps
Progresiones para conseguirlo: muscle up, dominadas supinas
Sirve de progresión para: muscle up con cambio
Descripción: Igual que el muscle up pero con agarre supino. Al principio es posible que se necesite apoyar el pecho en la barra pero con el tiempo saldrá limpio. Hay que centrarse más en el trabajo del bíceps.

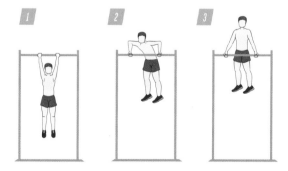

Muscle up lento

Dificultad: G G G G

Músculos implicados: dorsal, bíceps, pectoral y tríceps

Progresiones para conseguirlo: muscle up

Sirve de progresión para: muscle up estricto

Descripción: Utilizando un agarre falso, en el cual se apoyan las muñecas y la parte baja de la palma de la mano, subir muscle up lentamente. El agarre falso evita tener que girar las muñecas, por lo que se podrá llevar a cabo con facilidad.

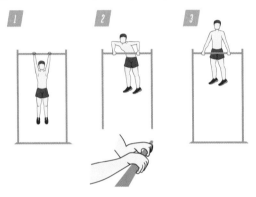

Muscle up estricto

Dificultad: G G G G G

Músculos implicados: dorsal, bíceps, pectoral y tríceps

Progresiones para conseguirlo: muscle up, muscle up lento

Sirve de progresión para: muscle up con cambio

Descripción: Muscle up normal pero manteniendo las piernas rectas, sin flexionar las rodillas ni adelantar los pies más de 30 cm con respecto a la barra.

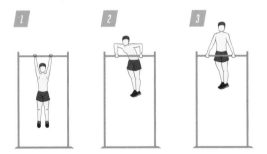

Muscle up con salto

Dificultad: ⌣⌣⌣⌣⌣
Músculos implicados: dorsal, bíceps, pectoral y tríceps
Progresiones para conseguirlo: muscle up, fondos explosivos
Sirve de progresión para: muscle up 360
Descripción: Igual que un muscle up normal pero, al llegar arriba, realizar un balanceo con las piernas, apoyando la cadera en la barra, para poder dar un salto y volver a caer en posición de dominada.

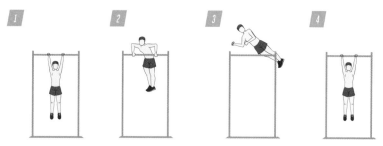

Muscle up pierna a la barra

Dificultad: ⌣⌣⌣⌣⌣
Músculos implicados: dorsal, bíceps, pectoral y tríceps
Progresiones para conseguirlo: muscle up con salto
Sirve de progresión para: muscle up 360, freestyle en barra
Descripción: Igual que un muscle up con salto pero, al estar en el aire, se lleva una pierna a la barra.

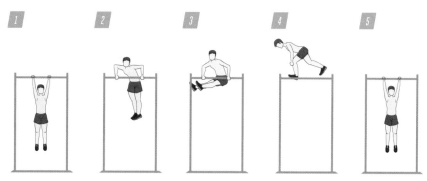

Muscle up con cambio de agarre

Dificultad: ⚒ ⚒ ⚒ ⚒

Músculos implicados: dorsal, bíceps, pectoral y tríceps

Progresiones para conseguirlo: muscle up supino, muscle up estricto

Sirve de progresión para: freestyle en barra

Descripción: Comenzar en posición de dominada supina y, al sobrepasar la barra, soltar las manos y cambiar a agarre prono, para terminar en fondo en barra.

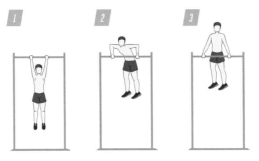

Muscle up 360

Dificultad: ⚒ ⚒ ⚒ ⚒ ⚒

Músculos implicados: dorsal, bíceps, pectoral y tríceps

Progresiones para conseguirlo: muscle up con salto, fondos explosivos

Sirve de progresión para: freestyle en barra

Descripción: Igual que el muscle up con salto pero girando sobre uno mismo, de manera que se da una vuelta de 360° y se cae en posición de dominada. Hay que intentar saltar hacia arriba y no hacia atrás.

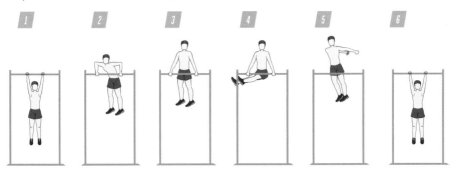

Muscle up a front lever

Dificultad: ⌐⌐⌐⌐⌐
Músculos implicados: dorsal, bíceps, pectoral y tríceps
Progresiones para conseguirlo: muscle up, front lever
Sirve de progresión para: front lever pull ups
Descripción: Realizar un muscle up pero, al bajar, en lugar de quedar colgado, hay que ir directamente a posición de front lever. Si se coloca un agarre falso al bajar, luego se podrá volver a subir de manera más fácil.

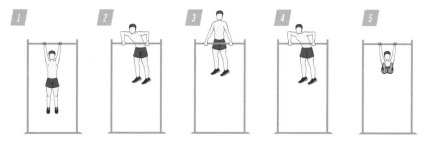

Muscle up a un brazo

Dificultad: ⌐⌐⌐⌐⌐
Músculos implicados: dorsal, bíceps, pectoral y tríceps
Progresiones para conseguirlo: muscle up estricto, dominadas a un brazo, fondos a un brazo
Sirve de progresión para: freestyle en barra
Descripción: Colgarse totalmente con un brazo y subir a muscle up sin apoyar el otro brazo en ningún momento. Cuando se está aprendiendo, se suele utilizar una pequeña ayuda en el otro brazo.

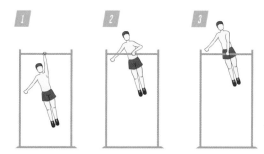

PINO

Ha llegado el momento de presentar uno de los ejercicios más adictivos en street workout y calistenia: el pino. Aunque al principio suele costar dominarlo, una vez que empiezas a aguantarlo algún que otro segundo, se suele transformar en una verdadera obsesión, hasta el punto de que lo practicas todos los días y en todas partes: en el lugar de trabajo o estudios, en casa, en la playa, en el monte, etc. Además, este bloque de ejercicios te preparará y te abrirá las puertas al mundo de las planchas, que veremos más adelante, pues

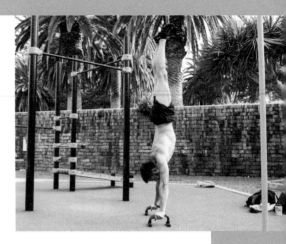

te proporcionará la fuerza básica y el control necesario en los hombros y el trapecio.

El truco para lograr un pino es trabajar bien los hombros, por lo que te recomiendo especialmente progresar hasta poder realizar con facilidad las flexiones a pino asistidas, que considero el ejercicio básico tanto de este bloque como del de planchas. En cuanto al equilibrio, el truco es entrenarlo mucho, con muchísimos intentos. Si bien no es recomendable realizar los ejercicios de fortalecimiento de los hombros todos los días, los de equilibrio (intentos de pino) hay que trabajarlos todo lo que puedas, pues te permitirá dominarlo en un periodo razonablemente corto.

Pino asistido contra la pared

Dificultad:

Músculos implicados: hombro y tríceps
Progresiones para conseguirlo: flexiones declinadas, pike push ups
Sirve de progresión para: flexiones a pino asistidas, pino
Descripción: Colocar las manos en el suelo e impulsarse con las piernas para quedar haciendo el pino contra la pared (de espaldas a la pared).

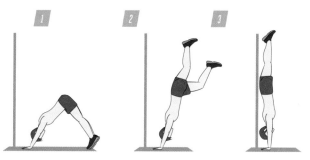

Impulsos a pino

Dificultad:

Músculos implicados: hombro y tríceps
Progresiones para conseguirlo: pike push ups, pino asistido contra la pared
Sirve de progresión para: pino
Descripción: Colocarse con las manos en el suelo e impulsarse con las piernas hasta la posición de pino. Hay que hacerlo mirando al suelo para no perder la referencia y evitar caídas bruscas.

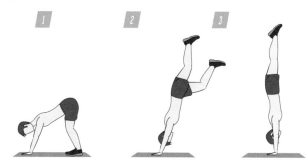

Flexiones a pino asistidas cortas

Dificultad:
Músculos implicados: hombro y tríceps
Progresiones para conseguirlo: pike push ups, pino asistido contra la pared
Sirve de progresión para: flexiones a pino asistidas
Descripción: Realizar el pino contra la pared y flexionar un poco los brazos, haciendo repeticiones cortas.

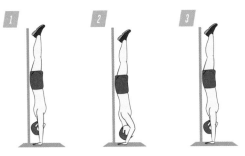

Flexiones a pino asistidas

Dificultad:
Músculos implicados: hombro y tríceps
Progresiones para conseguirlo: pike push ups, flexiones a pino asistidas cortas
Sirve de progresión para: la mayoría de los ejercicios de pino y planchas
Descripción: Realizar el pino contra la pared y flexionar los brazos hasta que la frente roce el suelo. Volver a subir hasta estirar los brazos por completo. Se trata de un ejercicio básico para la mayoría de los movimientos de hombros.

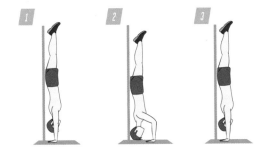

Escalar la pared

Dificultad:

Músculos implicados: hombro, tríceps y core
Progresiones para conseguirlo: hindu push ups, flexiones a pino asistidas
Sirve de progresión para: caminar haciendo el pino, pino
Descripción: Colocar los pies en la pared e ir subiendo hasta quedar haciendo un pino de cara a la pared. Hay que usar la fuerza de los brazos para poder ir subiendo.

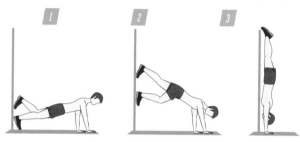

Caminar haciendo pino

Dificultad:

Músculos implicados: hombro y tríceps
Progresiones para conseguirlo: flexiones a pino asistidas, escalar la pared
Sirve de progresión para: pino
Descripción: Dar un impulso a pino y ayudarse del movimiento de las manos para mantener el equilibrio, como si se «caminara» con las manos. Se deben arquear las piernas para que resulte más fácil mantener el equilibrio.

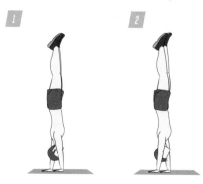

Pino

Dificultad: 🦵🦵🦵
Músculos implicados:
hombro y tríceps
Progresiones para conseguirlo:
impulsos a pino, flexiones a pino
asistidas, caminar en pino
Sirve de progresión para:
flexiones a pino, pino recto
Descripción: Realizar un impulso
a pino y mantener el equilibrio sin
mover las manos. Hay que ayudarse
controlando con los hombros, codos y
muñecas. En esta variación no importa
que la espalda se arquee un poco.

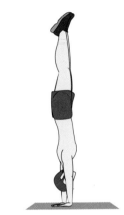

Flexiones a pino

Dificultad: 🦵🦵🦵🦵
Músculos implicados: hombro y tríceps
Progresiones para conseguirlo: flexiones a pino asistidas, pino
Sirve de progresión para: flexiones a pino profundas
Descripción: Realizar un pino y hacer flexiones con los brazos. Al principio el
rango será corto pero con el tiempo hay que intentar aumentarlo hasta hacerlo
completo.

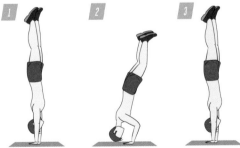

Pino en antebrazos

Dificultad: ⌐⌐⌐
Músculos implicados: hombro
Progresiones para conseguirlo:
flexiones a pino asistidas
Sirve de progresión para:
cambios a tiger bend, tiger bend
Descripción: En lugar de poner
solo las manos en el suelo, coloca
también los antebrazos y sube a pino
en esta posición. Necesitarás algo de
flexibilidad en la espalda para poder
realizarlo.

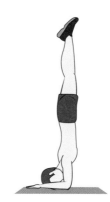

Rana a pino

Dificultad: ⌐⌐⌐⌐
Músculos implicados: hombro, tríceps y core
Progresiones para conseguirlo: flexiones a pino asistidas, pino
Sirve de progresión para: tucked planche a pino, saltos a pino, flexiones a pino
con palmada
Descripción: Colocarse en posición de rana (frogstand) y subir a pino utilizando
la fuerza de los hombros. Abrir las piernas durante la subida ayudará a realizarlo
con mayor facilidad.

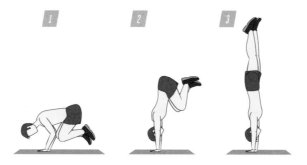

Pino recto

Dificultad: 𝄐 𝄐 𝄐 𝄐
Músculos implicados:
hombro, tríceps y core
Progresiones para conseguirlo: pino
Sirve de progresión para:
flexiones a pino profundas, bajadas
de pino a pseudoplancha
Descripción: Realizar un pino y,
estando en equilibrio, estirar los
brazos al máximo y apretar abdomen,
retrotrayendo la pelvis de forma que
se quede en posición hollow. Esto
hará que el pino quede
completamente recto.

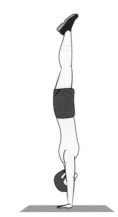

Flexiones a pino profundas

Dificultad: 𝄐 𝄐 𝄐 𝄐
Músculos implicados: hombro y tríceps
Progresiones para conseguirlo: flexiones a pino asistidas, flexiones a pino
Sirve de progresión para: straddle press a pino
Descripción: Realizar flexiones a pino en barras paralelas, de forma que la cabeza
baje por debajo del nivel de las mismas. Hay que intentar mantener el cuerpo
recto (en lugar de arqueado) para no perder el equilibrio.

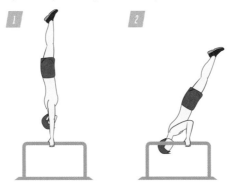

Tucked planche a pino

Dificultad: GGGG
Músculos implicados: hombro, tríceps, core y espalda superior
Progresiones para conseguirlo: rana a pino, flexiones a pino asistidas
Sirve de progresión para: l-sit a pino
Descripción: Igual que rana a pino pero con las piernas por dentro de los brazos. Al principio, es mejor llevarlo a cabo con los codos desbloqueados y, con el tiempo, intentar bloquearlos.

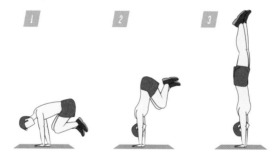

Bajadas de pino a pseudoplancha

Dificultad: GGGG
Músculos implicados: hombro, tríceps y core
Progresiones para conseguirlo: flexiones a pino profundas
Sirve de progresión para: straddle press a pino, tiger bend
Descripción: Desde la posición de pino, flexionar los codos y dejar que las piernas caigan, manteniendo el cuerpo recto, para intentar frenar en posición paralela al suelo.

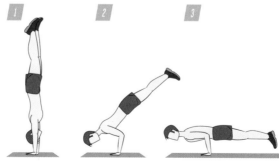

Saltos a pino

Dificultad: ⌇⌇⌇⌇
Músculos implicados: hombro y tríceps
Progresiones para conseguirlo: rana a pino, tucked planche a pino
Sirve de progresion para: flexión a pino con palmada
Descripción: Colocarse de pie, flexionar las piernas e inclinarse hacia delante. A continuación, dar un pequeño salto y caer en posición de rana, amortiguando con las piernas para posteriormente subir a pino.

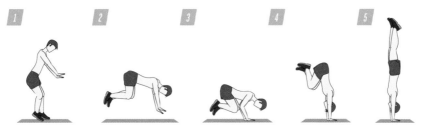

I-sit a pino

Dificultad: ⌇⌇⌇⌇
Músculos implicados: hombro, tríceps y core
Progresiones para conseguirlo: tucked planche a pino, I-sit en paralelas
Sirve de progresión para: straddle press a pino, press a pino
Descripción: Utilizando unas paralelas o agarres push ups, colocarse en posición de I-sit y recoger las piernas para cambiar y subir a pino. Cuando se tenga suficiente fuerza, se podrán realizar varias repeticiones.

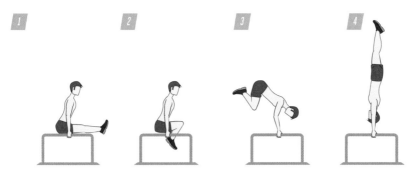

Straddle press a pino

Dificultad:

Músculos implicados: hombro, tríceps, core y espalda superior
Progresiones para conseguirlo: tucked planche a pino, l-sit a pino
Sirve de progresión para: press a pino
Descripción: Colocar las manos en el suelo y abrir las piernas totalmente estiradas. Levantar la cadera hasta que la espalda quede en posición vertical y luego levantar las piernas hasta acabar en pino.

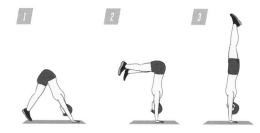

Flexión a pino con palmada

Dificultad:

Músculos implicados: hombro y tríceps
Progresiones para conseguirlo: rana a pino, flexiones a pino asistidas
Sirve de progresión para: tiger bend
Descripción: Subir de rana a pino de la forma más explosiva posible, de manera que se dé un salto y una palmada en el aire. Esperar a que las piernas hayan subido del todo antes de dar el salto con el fin de evitar perder el equilibrio al caer.

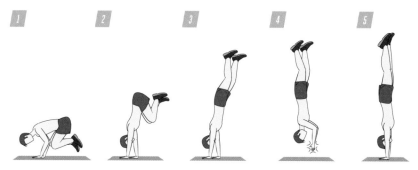

Press a pino

Dificultad: ⚅⚅⚅⚅
Músculos implicados: hombro, tríceps, core y espalda superior
Progresiones para conseguirlo: todo tipo de ejercicios de pino
Sirve de progresión para: ejercicios de plancha
Descripción: Igual que el straddle press a pino pero con las piernas unidas, lo que aumentará de forma considerable la dificultad.

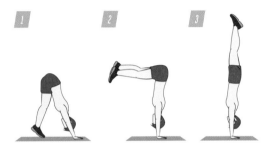

Cambios a tiger bend con una mano

Dificultad: ⚅⚅⚅⚅
Músculos implicados: hombro y tríceps
Progresiones para conseguirlo: flexiones a pino asistidas, bajadas de pino a pseudoplancha, pino en antebrazos
Sirve de progresión para: tiger bend
Descripción: Colocarse en posición de pino en antebrazos y levantar un codo, para después volver a bajar y levantar el otro codo.

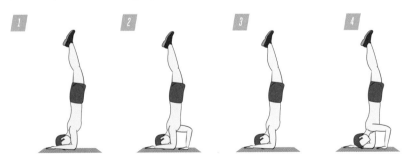

Tiger bend

Dificultad: ⌐⌐⌐⌐⌐

Músculos implicados: hombro y tríceps

Progresiones para conseguirlo: pino en antebrazos, cambios a tiger bend con una mano

Sirve de progresión para: ejercicios de plancha

Descripción: Colocarse en posición de pino y bajar a posición de pino con antebrazos. luego, impulsarse un poco para subir de nuevo a pino con los dos brazos a la vez. La clave está en adelantar bastante la cabeza cuando se realiza el impulso.

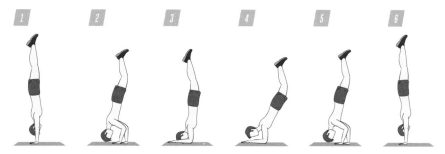

Pino en barra

Dificultad: ⌐⌐⌐⌐⌐

Músculos implicados: hombro y tríceps

Progresiones para conseguirlo: tucked planche a pino, flexiones a pino asistidas, pino

Sirve de progresión para: freestyle en barra

Descripción: Colocarse en una barra y subir a pino, ya sea de tipo rana a pino o tipo tucked planche a pino. Hay que concentrarse en el movimiento de las muñecas para poder aguantar el equilibrio.

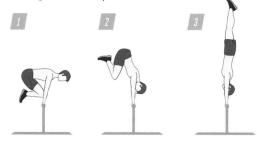

Pino a una mano

Dificultad: ⌐⌐⌐⌐⌐
Músculos implicados: hombro y tríceps
Progresiones para conseguirlo: pino recto, press a pino
Sirve de progresión para: ejercicios de plancha
Descripción: Colocarse en posición de pino y levantar una de las manos para quedarse en equilibrio con la otra. Se puede hacer con piernas abiertas o cerradas. La clave es crear un ángulo entre el brazo y el torso, en lugar de simplemente inclinarse hacia un lado.

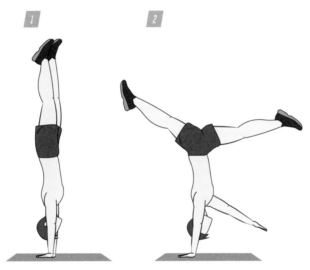

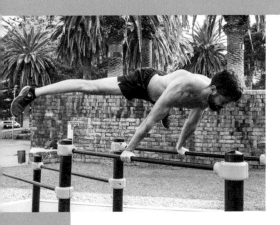

PLANCHAS

En este capítulo encontrarás algunos de los ejercicios más admirados y más perseguidos de nuestro deporte. Muchos calisténicos principiantes o intermedios tienen entre sus principales objetivos realizar planchas, y para los más ambiciosos las de tipo straddle, full o maltesa son el fin último de su entrenamiento. Personalmente, cuando vi por primera vez vídeos de personas llevando a cabo estos ejercicios, tuve la sensación de que jamás lo lograría: era como si fuesen de otro mundo, algo que solo los rusos y los ucranianos podían hacer. Un año más tarde, cuando dominaba el pino con mucha soltura, empezó a parecerme que quizás algún día podría conseguir ejecutar una plancha straddle, ya que haciendo descensos desde pino lograba acercarme a esa posición. Comencé a trabajarla y finalmente lo logré, y entonces la full planche dejó de parecerme algo imposible…

En este bloque te recomiendo que vayas muy poco a poco, con paciencia y trabajando mucho los ejercicios sencillos. El problema con las planchas de niveles altos es que da la sensación de que las posiciones finales estén ahí, al alcance de tu mano, pareciera que solo tienes que poner las manos en el suelo, inclinarte hacia delante y levantar los pies… Sin embargo, no es fácil. Y sin duda esta sensación hace que muchos principiantes intenten colocarse en posiciones de plancha straddle, full planche, etc., sin contar con la experiencia necesaria para ello. De esta manera, fuerzan las articulaciones y los músculos sin haberlos preparado ni fortalecido, lo que les provoca lesiones en los tendones de bíceps, los antebrazos, las muñecas o los hombros. Por eso te recomiendo que antes de empezar a trabajar con las planchas leas atentamente el capítulo sobre lesiones y lo apliques al pie de la letra en este apartado.

A pesar de estos problemas y de los riesgos, los movimientos de planchas son muy agradecidos en el sentido de que el progreso suele ser lento pero constante, y los resultados finalmente llegan.

Rana

Dificultad:
Músculos implicados: hombro y tríceps
Progresiones para conseguirlo: flexiones declinadas
Sirve de progresión para: turtle planche
Descripción: Colocarse de cuclillas en el suelo con los brazos por dentro de los muslos, apoyar las manos e inclinarse hacia delante hasta levantar los pies del suelo. Los codos deben mantenerse flexionados.

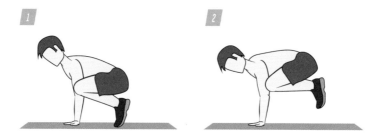

Turtle planche

Dificultad:
Músculos implicados: hombro y tríceps
Progresiones para conseguirlo: rana
Sirve de progresión para: planche lean
Descripción: Colocarse en posición de rana pero con una mano adelantada, clavar el codo de la mano contraria en la parte lateral del abdomen y levantar los pies del suelo, con lo que se quedará en posición paralela a este. Se puede hacer con piernas abiertas o cerradas.

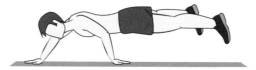

Planche lean

Dificultad:

Músculos implicados: hombros y abdominales
Progresiones para conseguirlo: flexiones declinadas, rana, turtle planche
Sirve de progresión para: tucked planche, planche lean push ups
Descripción: Colocarse en posición de flexiones e inclinarse hacia delante lo más que se pueda. Hay que apoyar los empeines de los pies en el suelo para conseguir una mayor inclinación y las escápulas deben estar protraídas.

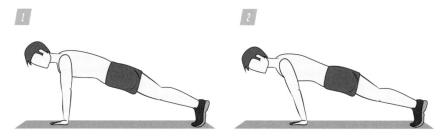

Tucked planche

Dificultad:

Músculos implicados: hombro
Progresiones para conseguirlo: flexiones a pino asistidas, rana, planche lean
Sirve de progresión para: tucked planche push ups, advanced tucked planche
Descripción: Colocarse en posición de rana pero con los brazos por fuera de las piernas y levantar los pies del suelo. Primero se suele lograr con los codos desbloqueados y luego bloqueados.

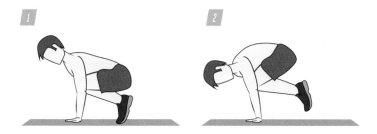

Planche lean push ups

Dificultad:
Músculos implicados: hombros y abdominales
Progresiones para conseguirlo: planche lean
Slrve de progresión para: tucked planche push ups
Descripción: Colocarse en posición de planche lean y realizar repeticiones, flexionando los brazos e intentando no perder la posición.

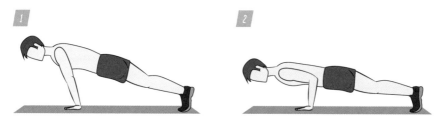

Tucked planche push ups

Dificultad:
Músculos implicados: hombro y tríceps
Progresiones para conseguirlo: tucked planche
Sirve de progresión para: advanced tucked planche
Descripción: Colocarse en posición de tucked planche y realizar repeticiones, flexionando los brazos e intentando no tocar el suelo con los pies.

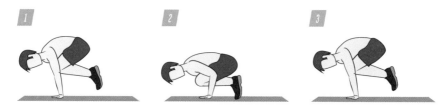

Advanced tucked planche

Dificultad: ϾϾϾ
Músculos implicados: hombro
Progresiones para conseguirlo: tucked planche push ups
Sirve de progresión para: plancha straddle
Descripción: Colocarse en posición de tucked planche pero intentando levantar el culo lo más posible, de manera que el tronco quede como mínimo paralelo al suelo.

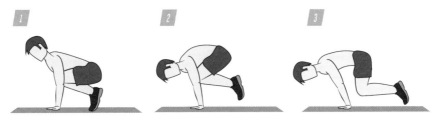

Bajada de pino a pseudoplancha

Dificultad: ϾϾϾ
Músculos implicados: hombro y tríceps
Progresiones para conseguirlo: pino, flexiones a pino asistidas, tucked planche push ups
Sirve de progresión para: pseudoplancha
Descripción: Realizar un pino y dejar que el cuerpo vaya cayendo, al mismo tiempo que se flexionan los brazos, hasta bajar a una posición paralela al suelo con los codos flexionados. No es necesario aguantar en esa posición, sino solo marcarla.

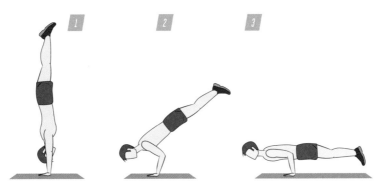

Pseudoplancha

Dificultad:

Músculos implicados: hombro y tríceps
Progresiones para conseguirlo: bajada de pino a pseudoplancha
Sirve de progresión para: pseudoplancha en barra, bajada de pino a straddle
Descripción: Colocar las manos en el suelo en posición supina y clavar los codos en el abdomen. Hay que intentar mantener una posición paralela al suelo con los pies levantados y las piernas juntas.

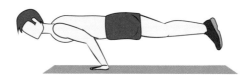

Pseudoplancha en barra

Dificultad:
Músculos implicados:
hombro y tríceps
Progresiones para conseguirlo:
pseudoplancha
Sirve de progresión para:
freestyle en barra
Descripción: Igual que la pseudoplancha pero en barra, por lo que primero hay que practicar en barras bajas. Tanto en este ejercicio como en el anterior, cuando se tenga más fuerza se puede intentar realizarlos con los codos en el costado o separados del tronco.

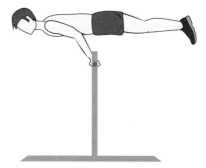

Bajada de pino a straddle

Dificultad: 🡐🡐🡐🡐
Músculos implicados: hombro
Progresiones para conseguirlo: bajada de pino a pseudoplancha
Sirve de progresión para: plancha straddle
Descripción: Colocarse en posición de pino, abrir las piernas e intentar bajar poco a poco, hasta conseguir marcar una posición paralela al suelo. Es recomendable primero aprender a ejecutar este ejercicio con los codos desbloqueados y luego ir mejorando hasta poder bloquearlos.

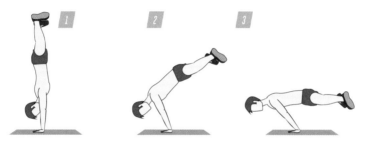

90° push ups

Dificultad: 🡐🡐🡐🡐
Músculos implicados: hombro, tríceps y trapecios
Progresiones para conseguirlo: bajada de pino a pseudoplancha y a straddle
Sirve de progresión para: plancha straddle
Descripción: Bajar de pino a pseudoplancha pero, cuando se marque la posición, volver a subir a pino. Al principio se usa un rebote y se arquea la espalda un poco como ayuda para a subir, y luego, con el tiempo, se va limpiando el movimiento.

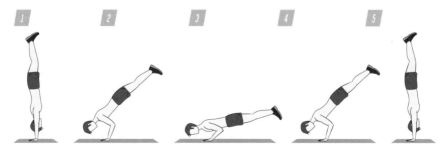

Plancha de antebrazos en barra

Dificultad: ⊆⊆⊆⊆
Músculos implicados: hombro
Progresiones para conseguirlo:
bajada de pino a straddle
Sirve de progresión para:
freestyle en barra
Descripción: Colocarse en barra con la cadera apoyada en esta, abrir los brazos con las manos en posición supina y apoyar los antebrazos en la barra. Hay que usar la fuerza de los hombros para levantar el cuerpo y quedar en plancha.

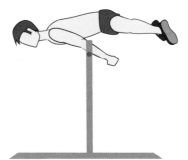

Straddle planche

Dificultad: ⊆⊆⊆⊆
Músculos implicados: hombro
Progresiones para conseguirlo: bajada de pino a straddle
Sirve de progresión para: full planche
Descripción: Colocar las manos en el suelo a una altura más amplia que la distancia de los hombros. Con las manos ligeramente apuntando hacia afuera, abrir las piernas e inclinarse hacia delante hasta levantar los pies del suelo.

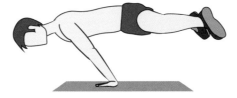

Pino a full planche

Dificultad: ⚓⚓⚓⚓
Músculos implicados: hombro
Progresiones para conseguirlo: straddle planche
Sirve de progresión para: full planche
Descripción: Desde la posición de pino, ir bajando a piernas juntas hasta intentar marcar la posición horizontal al suelo. Hay que intentar que la cabeza vaya hacia adelante lo máximo posible y buscar la máxima movilidad de las muñecas.

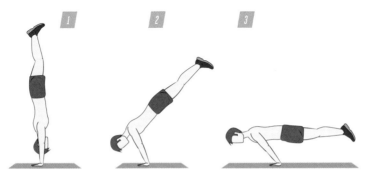

Straddle planche push ups

Dificultad: ⚓⚓⚓⚓
Músculos implicados: hombro y tríceps
Progresiones para conseguirlo: straddle planche
Sirve de progresión para: full planche
Descripción: En posición de straddle planche, realizar repeticiones, flexionando los codos.

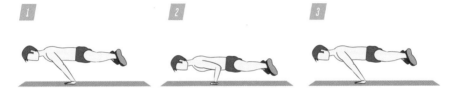

Full planche

Dificultad: ⤷⤷⤷⤷⤷
Músculos implicados: hombro
Progresiones para conseguirlo: pino a full planche, straddle planche
Sirve de progresión para: full maltese planche
Descripción: Igual que una straddle planche pero con los pies juntos. Lo ideal es que las escápulas estén protraídas y que no haya demasiada curva lumbar.

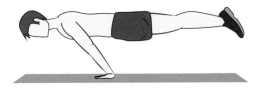

Straddle maltese planche

Dificultad: ⤷⤷⤷⤷⤷
Músculos implicados: hombro
Progresiones para conseguirlo: straddle planche, full planche
Sirve de progresión para: full maltese planche
Descripción: Igual que una plancha straddle pero con una apertura de los brazos tal que la cabeza y el cuerpo queden muy cerca del suelo.

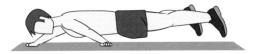

Full maltese planche

Dificultad: ⪦⪦⪦⪦⪦
Músculos implicados: hombro
Progresiones para conseguirlo: full planche, straddle maltese planche
Sirve de progresión para: cualquier variación de plancha
Descripción: Igual que la straddle maltese planche pero con las piernas juntas.

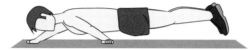

FLAG Y LEVERS

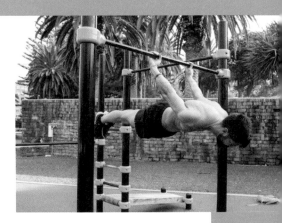

Este capítulo es de alguna manera una culminación de lo que hemos visto hasta ahora. En él encontrarás a otro de los reyes de los ejercicios de tensión: el front lever, en el que contrapones tu fuerza a la gravedad y a tu propio peso corporal. Cuando lleves un tiempo entrenando, te darás cuenta de que hay movimientos que te resultan relativamente sencillos de ejecutar y otros que te cuestan más de lo normal. Por lo general, esta distinción suele ocurrir entre los movimientos de tirón y los de empuje. Por ejemplo, hay personas que logran muscle up, front lever, etc., con relativa facilidad, pero les cuesta muchísimo los ejercicios de pino y planchas.

Mi caso es el contrario: dominé en un tiempo relativamente corto (unos seis meses cada uno) y con un progreso constante movimientos de cierta dificultad, como la plancha straddle o la full planche. En cambio, el front lever estuve más de un año entrenándolo muy duro, para conseguir un mísero segundo en esa posición y con muchísimos altibajos en el entrenamiento, hasta el punto de pensar que nunca lo conseguiría. Así que si descubres que algún ejercicio es tu némesis particular, no te desanimes.

En este apartado también hemos incluido otros ejercicios muy famosos, como el back lever o el dragon flag, y otros que incluso conocen personas que no saben nada de calistenia y street workout, como es el caso de la bandera humana (flag). De nuevo te recomiendo que progreses muy poco a poco y teniendo en cuenta la prevención de lesiones.

En este capítulo he detallado solo las progresiones que creo más efectivas y con las que podrás lograr sin problemas las posiciones finales, y he omitido otras que me parecen menos prácticas. Conforme vayas progresando en los otros bloques del libro, encontrarás ejercicios que sirven de progresión para los de este capítulo final.

Pica en barra

Dificultad: ⚡⚡
Músculos implicados: hombro
Progresiones para conseguirlo: skin the cat
Sirve de progresión para: back lever a 45°
Descripción: Colocarse en la barra y pasar las piernas entre las manos. Estirarse de manera que se quede en posición vertical y separar las piernas de la barra unos 10 cm.

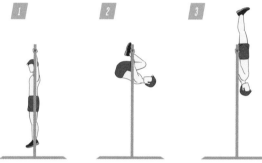

Skin the cat

Dificultad: ⚡⚡
Músculos implicados: dorsal y hombro
Progresiones para conseguirlo: pica en barra, knee raises
Sirve de progresión para: back lever, hefesto
Descripción: Colgarse de la barra, recoger las piernas y pasarlas entre los brazos; intentar girar lo máximo posible hasta quedar con los pies apuntando hacia el suelo.

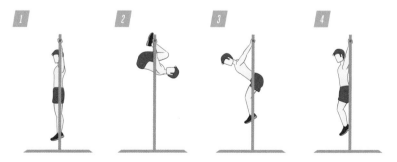

Bandera en tucked

Dificultad:

Músculos implicados: dorsal y hombro

Progresiones para conseguirlo: dominadas agarre amplio y mixto, flexiones a pino asistidas

Sirve de progresión para: bandera caída

Descripción: En unas barras tipo espaldera o en una barra vertical, colocar una mano a una altura superior a la de la cabeza y la otra a la altura de la cintura. A continuación, llevar las rodillas al pecho e intentar mantener esa posición.

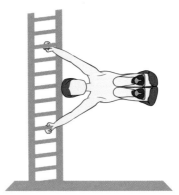

Tucked front lever

Dificultad:

Músculos implicados: dorsal y abdominales

Progresiones para conseguirlo: dominadas pronas, leg raises

Sirve de progresión para: front lever a una pierna

Descripción: Colocarse en barra con agarre prono y llevar las rodillas al pecho, manteniendo los brazos estirados e intentando que la espalda esté paralela al suelo.

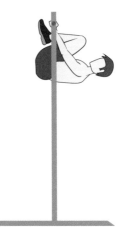

Dragon flag a una pierna

Dificultad: 🔒🔒
Músculos implicados:
bíceps, dorsal y abdominales
Progresiones para conseguirlo:
leg raises en suelo
Sirve de progresión para: dragon flag
Descripción: En una barra que esté
cerca del suelo o un banco, colocarse
boca arriba con la cabeza cerca de
la barra, agarrarse a esta, llevar una
rodilla al pecho e intentar quedarse a
un ángulo de 45°, apoyando solo la
parte superior de la espalda.

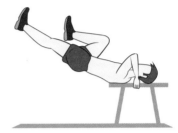

Back lever a 45°

Dificultad: 🔒🔒🔒
Músculos implicados:
hombro, lumbar y pectoral
Progresiones para conseguirlo:
pica en barra
Sirve de progresión para:
back lever a una pierna
Descripción: Realizar una pica en
barra pero en lugar de una separación
de 10 cm de la barra, buscar quedar
en un ángulo de 45°.

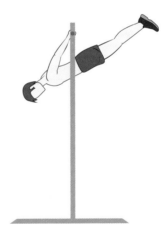

Bandera caída

Dificultad: ⌐⌐⌐

Músculos implicados: dorsal, hombro y oblicuos

Progresiones para conseguirlo: bandera en tucked

Sirve de progresión para: bandera

Descripción: Igual que la bandera en tucked pero con las piernas estiradas, intentando buscar el ángulo de 45° con respecto al suelo.

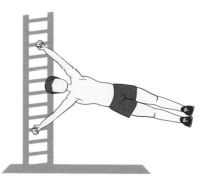

Back lever a una pierna

Dificultad: ⌐⌐⌐

Músculos implicados: hombro, pectoral y lumbar

Progresiones para conseguirlo: back lever a 45°

Sirve de progresión para: back lever

Descripción: Realizar un back lever a 45°, llevar una rodilla al pecho e intentar bajar hasta quedar paralelo al suelo.

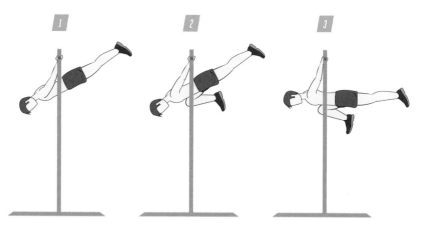

Dragon flag

Dificultad: 🦵🦵🦵
Músculos implicados:
dorsal y abdominales
Progresiones para conseguirlo:
dragon flag a una pierna
Sirve de progresión para: front lever
Descripción: En una barra cercana al
suelo, boca arriba con la cabeza cerca
de esta, utilizar un agarre supino y
quedarse en un ángulo de 45°, con
ambas piernas estiradas y apoyando
en el suelo solo la parte alta de la
espalda.

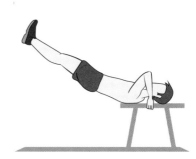

Hefesto con pies en el suelo

Dificultad: 🦵🦵🦵
Músculos implicados: bíceps y hombro
Progresiones para conseguirlo: korean dips
Sirve de progresión para: hefesto
Descripción: Buscar una barra que esté aproximadamente a la altura de la cintura
y colocarse de espaldas a ella, en agarre supino, flexionar rodillas hasta quedar
por debajo de la barra e intentar subir flexionando los codos.

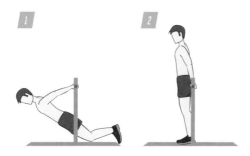

Front lever a una pierna

Dificultad: ⫶⫶⫶
Músculos implicados: dorsal y abdominales
Progresiones para conseguirlo: tucked front lever
Sirve de progresión para: half front lever
Descripción: Realizar un tucked front lever y estirar una pierna, intentando mantenerla paralela al suelo.

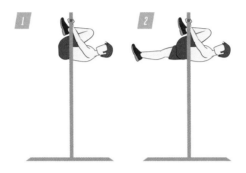

Half front lever

Dificultad: ⫶⫶⫶
Músculos implicados:
dorsal, abdominales y espalda superior
Progresiones para conseguirlo:
front lever a una pierna
Sirve de progresión para: front lever
Descripción: En una barra con agarre prono, colocarse en posición paralela al suelo, con las rodillas flexionadas y los pies hacia el suelo.

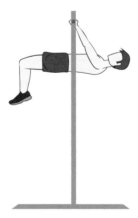

Back lever

Dificultad: ⬛⬛⬛⬛
Músculos implicados: hombro, pectoral y lumbar
Progresiones para conseguirlo: back lever a una pierna
Sirve de progresión para: hefesto
Descripción: En una barra con agarre prono, pasar las piernas entre las manos e intentar quedar paralelo al suelo.

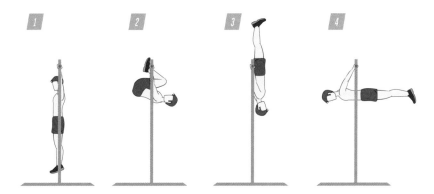

Bandera

Dificultad: ⬛⬛⬛⬛
Músculos implicados:
hombro, dorsal y oblicuos
Progresiones para conseguirlo:
bandera caída
Sirve de progresión para: freestyle
Descripción: En una barra tipo espaldera o en una barra vertical, colocar una mano a una altura superior a la de la cabeza y la otra a la altura de la cintura e intentar quedar en posición paralela al suelo.

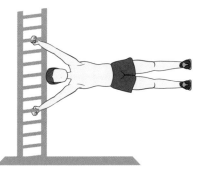

Front lever

Dificultad: ⅃⅃⅃⅃
Músculos implicados:
dorsal, abdominales y espalda
superior
Progresiones para conseguirlo:
tucked front lever a una pierna
y half front lever
Sirve de progresión para:
freestyle en barra
Descripción: En una barra con agarre
prono, colocarse en posición paralela
al suelo con ambas piernas estiradas.

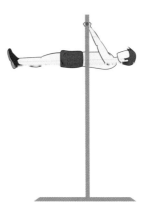

Hefesto

Dificultad: ⅃⅃⅃⅃⅃
Músculos implicados: bíceps, hombro y lumbar
Progresiones para conseguirlo: hefesto con pies en el suelo
Sirve de progresión para: freestyle en barra
Descripción: En una barra con agarre supino, pasar las piernas entre las manos
e intentar flexionar los codos hasta quedar por encima de la barra, con la parte
inferior de la espalda apoyada en la misma.

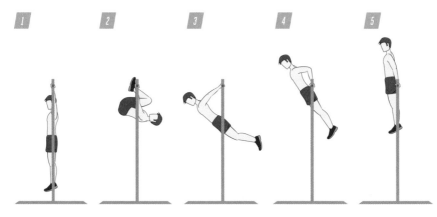

LAS ESCÁ-PULAS EN LOS EJERCICIOS DE CALISTENIA

La colocación de las escápulas en calistenia es fundamental, y, normalmente, no se le suele prestar atención. Sin embargo, podríamos compararlo en importancia a la extensión completa de los codos. ¿A que extiendes los codos cuando ejecutas una flexión en el suelo? Pues la colocación de las escápulas es igual de relevante, e incluso más. La movilidad escapular cobra más protagonismo a medida que vamos subiendo de nivel, así que, si acabas de empezar con la calistenia, resulta imprescindible que realices bien los ejercicios básicos y poco a poco vayas aprendiendo aquellos que se centran en la movilidad escapular. Y si ya tienes cierto nivel —por ejemplo, eres capaz de hacer muscle ups, trabajas con ejercicios dinámicos, etc.—, estos movimientos pueden ser el seguro de vida para tus hombros y el fin de esas molestias que siempre andan rondando la zona.

Las escápulas: definición y movimientos

Las escápulas son lo que se conoce como «omóplatos», también llamadas «paletillas», unos huesos anchos y planos con forma más o menos triangular situados en la parte superior de la espalda, que se articulan con la clavícula y el húmero, y que forman parte de los movimientos del hombro. Básicamente, son cuatro las posiciones que pueden adoptar las escápulas: elevación, depresión, retracción y protracción, y en la imagen inferior te las mostramos en detalle.

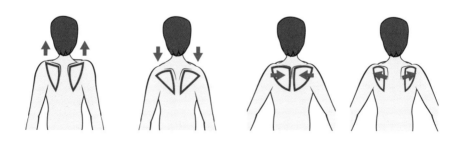

Aunque hemos clasificado las posiciones de las escápulas en cuatro por una cuestión práctica, en realidad son seis. Sin embargo, las dos que faltan en la imagen son la combinación de dos de las básicas, siempre que no se trate de movimientos contrarios. Por ejemplo, es posible combinar las posiciones de depresión y protracción, pero no de elevación y depresión, porque, obviamente, no puedes subir y bajar las escápulas a la vez. Veamos a continuación cada movimiento escapular.

1. Elevación

Esta posición se basa en la elevación de los hombros hacia las orejas, que, llevado a un movimiento que hacemos a diario, es como encogerse de hombros. En calistenia, por ejemplo, lo empleamos en la posición de pino, entre muchísimas otras. Normalmente se combina con el movimiento de protracción.

2. Depresión

Es bajar las escápulas. Prueba a separar los hombros de las orejas todo lo que puedas: estarás realizando una retracción escapular. Un ejemplo de ejercicio en el que empleamos esta posición es la parte final de una dominada, cuando estamos con la barbilla por encima de la barra. Se puede combinar con la retracción o con la protracción escapular.

3. Retracción

En esta posición, llevas las escápulas hacia atrás, hasta que se toquen. El ejercicio en el que la retracción es indispensable es el remo en barra o las dominadas australianas.

4. Protracción

Para conseguir este movimiento, tienes que hacer como si quisieras juntar los hombros por delante, como si intentaras sacar «chepa». El ejercicio por excelencia para llevar a cabo este movimiento es la parte final (con los codos extendidos) de una flexión en el suelo.

¿Por qué es importante el movimiento de las escápulas en calistenia?

En el mundo de la gimnasia deportiva se tiene más en cuenta este movimiento que en la calistenia en general. Tener una técnica correcta al realizar los ejercicios nos ayudará a evitar lesiones, y en el caso particular de los hombros, la posición de las escápulas, como hemos dicho anteriormente, resulta esencial.

Haz una prueba: cuélgate de una barra y quédate lo más relajado que puedas, de tal manera que los hombros queden lo más pegados posible a las orejas. Ahora, sin doblar los codos, sube lo más alto que puedas (unos centímetros) intentando alejar los hombros (hacia abajo) de las orejas. Ese es el rango de movimiento que te quedaba por hacer si solo extendías los codos al ejecutar una dominada. De esta forma, conseguimos un rango completo de movimiento, fortalecemos más musculatura y evitamos lesiones. Lo mismo ocurre con los movimientos de empuje, en los que resulta fundamental colocar la cabeza del húmero en la posición óptima, sobre todo cuando hablamos de ejercicios estáticos como el pino. Y esto solo se consigue con las diferentes posiciones de las escápulas, ya que estas y los hombros trabajan solidariamente.

Por expresarlo de forma más gráfica, si hacemos el pino sin empujar con los hombros (con las escápulas deprimidas), estamos limitando el movimiento de estos al no crear un espacio entre el húmero y su alojamiento, es decir, aguantando la postura «hueso sobre hueso» (haz la prueba y entenderás esta expresión). En cambio, si tomamos la posición adecuada (protracción y elevación escapular), estaremos creando ese espacio y además fortaleceremos la musculatura que mantiene la posición. Notarás que, como casi todos los movimientos, al principio te costará, pero poco a poco te saldrá de forma natural.

Posición escapular en función del ejercicio

Como he dicho anteriormente, estos movimientos se pueden (y se deben) combinar unos con otros en función del ejercicio que estemos llevando a cabo, así que a continuación veremos los diferentes ejercicios de calistenia uno por uno y qué posición adoptan las escápulas en cada fase de su ejecución.

Para no hacer demasiado lío con las posiciones, he detallado el movimiento escapular en función del movimiento de los codos, pero hay que tener en cuenta que estamos hablando de la posición final de cada fase del movimiento. Por ejemplo, en las flexiones, cuando digo «codos estirados» es arriba del todo, y cuando digo «codos flexionados» me refiero a abajo del todo. Si solo remito a «depresión escapular», con ello quiero decir que no hay protracción ni retracción, sino que las escápulas se quedan en posición neutra.

Flexiones
- **Codos estirados:** Depresión y protracción escapular (si queremos buscar el mayor rango de movimiento posible).

- **Codos flexionados:** Depresión escapular.

Dominadas
- **Codos estirados:** Elevación escapular.
- **Codos flexionados:** Depresión escapular.

Remo en barra
- **Codos estirados:** Ligera protracción escapular.
- **Codos flexionados:** Retracción escapular.

Fondos en paralelas
- **Codos estirados:** Depresión y ligera protracción escapular (si queremos buscar el mayor rango de movimiento posible).
- **Codos flexionados:** Retracción escapular.

Pino
- Protracción y elevación escapular.

Te recomiendo ir practicando estos ejercicios a medida que vas avanzando en la lectura del libro o llevarte el móvil con el libro digital cargado cuando entrenes con el fin de asimilar mejor todos estos movimientos.

Plancha (y sus progresiones)
- Protracción y depresión escapular.

Front lever (y sus progresiones)
- Depresión e intenta la retracción escapular. Es algo casi imposible de conseguir que queden con las escápulas retraídas, es decir, tocándose, ya que la dureza del ejercicio lo impide. Si intentas la retracción, tus escápulas quedarán en una posición neutra (correcto). Si no lo intentas, quedarán en posición de

protracción por la fuerza de la gravedad (incorrecto).

¿Cómo practicar las diferentes posiciones de las escápulas?

Si nunca habías oído hablar del movimiento escapular, lo más normal es que tu cuerpo esté oxidado en ese rango de movimientos tan nuevo, así que te voy a recomendar algunos ejercicios para que «despiertes» esa zona. La manera de practicarlo que más me gusta es eligiendo la posición con codos estirados de diferentes ejercicios y de ahí hacer elevación y depresión de escápulas o retracción y protracción sin flexionar los codos en ningún momento. Al principio no flexionar los codos te va a resultar muy difícil, pero poco a poco, una vez que vayas cogiendo fuerza y movilidad, te resultará más fácil. Y el mejor momento para incluir estos ejercicios es el calentamiento, por ejemplo, con flexiones, fondos, dominadas y pino. Unas cuantas repeticiones para cada ejercicio con los codos estirados y poco más.

A continuación veremos en detalle por qué es importante que incluyas la movilidad escapular en tu rutina y los mejores ejercicios que debes practicar para lograr unos buenos resultados. Como ya hemos comentado, una de las razones principales por las que tenemos problemas en los hombros es la movilidad de las estructuras que componen la cintura escapular (músculos, tendones y ligamentos). Sin embargo, es de recibo hacer una distinción: con movilidad no me refiero a ser capaz de alcanzar cierto grado de flexibilidad. La flexibilidad no implica fuerza ni control, sino que se trata tan solo de lograr determinado rango de movimiento. En cambio, trabajar la movilidad de forma adecuada implica conseguir un rango de movimiento y además ser fuerte en él. Y es esto lo que será un buen seguro contra las lesiones.

Y específicamente en cuanto a los hombros y a la parte superior de la columna (dorsal y cervical), cuanto más avanzamos en el mundo de la calistenia y el street workout, resulta cada vez más importante este trabajo. Y es que cuanto más nos especializamos en un deporte o en un gesto concreto, más debemos trabajar esa movilidad. Por ejemplo, al estar sentados mucho tiempo delante del ordenador (especializándonos en esa postura), es probable que tengamos problemas cervicales. Y en el caso de la calistenia, al estar muy especializados en ejercicios de dominadas y en lances y agarres en la barra, tendremos muy desarrollada la musculatura que lleva el hombro hacia delante y hacia arriba, es decir, en el movimiento escapular de protracción (sacar «chepa») y elevación. Es por esta razón por la que muchos calisténicos tienen una postura típica de «hombros adelantados».

Pues bien, para evitar esas posturas y sobre todo las molestias y lesiones que pueden derivarse de ellas, contamos con los ejercicios de movilidad escapular. Gracias a ellos, compensaremos la falta de fuerza en el gesto de la retracción (sacar pecho) y la depresión (bajar los hombros), lo que favorecerá también que se relaje la musculatura que interviene en el gesto contrario. De esta forma conseguiremos un equilibrio que se traducirá en una mejor postura y contribuirá a reducir e incluso eliminar las molestias, lo que redundará en una mejor salud de nuestros hombros y zona dorsal y cervical.

Ejercicios de movilidad escapular

Incluir estos ejercicios en nuestras rutinas (idealmente en el calentamiento) no es obligatorio. Por lo general, si no tenemos ninguna molestia ni tendemos a posiciones de la espalda inadecuadas, podemos saltárnoslos, aunque siempre y en todo caso nos irán bien para prevenir lesiones. En cambio, si las molestias en los hombros y las malas posiciones de la espalda son recurrentes, incluir estos ejercicios puede significar una gran diferencia.

Durante nuestra sesión de entrenamiento deberíamos analizar los movimientos principales que vamos a llevar a cabo, y estudiar cómo se van a mover nuestras escápulas durante su ejecución. No te asustes, vamos a simplificar el asunto para no tener que estudiar biomecánica antes de ir al parque a entrenar.

Si ya cuentas con cierto nivel, seguramente realizarás ejercicios colgado de la barra por completo: dominadas, dinámicos, etc. Esto significa que trabajarás con movimientos que fomentan la protracción y la elevación escapular, como los de empuje (flexiones, fondos, pino, etc.). Pero no tiene por qué ser negativo, pues uno de los factores que contribuyen a evitar lesiones es la propiocepción de nuestro cuerpo al ejecutar los movimientos, es decir, notar cómo las diferentes partes del cuerpo se mueven y cómo lo hacen. El problema viene cuando abusamos de un gesto, con lo que fortalecemos demasiado unas estructuras y dejamos dormidas y débiles las que hacen el gesto contrario.

Ya vimos anteriormente los cuatro movimientos principales de las escápulas: protracción, retracción, elevación y depresión. Los de mayor importancia son la protracción y la retracción, ya que son los que mayor rango de movimiento nos ofrecen y también los que más vamos a notar. Además, en los ejercicios que involucran estos movimientos también podremos incluir los otros dos.

1. EJERCICIO PARA LA RETRACCIÓN ESCAPULAR: REMO BISAGRA

El remo bisagra es una variante del remo invertido (o dominadas australianas), y el ejercicio estrella de nuestra movilidad escapular y para ganar fuerza en la zona, pues tiene la ventaja de poner mucho énfasis en la retracción escapular. Necesitarás unas anillas para poder ejecutarlo, aunque si no dispones de ellas ni tienes pensado comprártelas, lo puedes sustituir por el remo invertido. Sin embargo, es más que recomendable que te hagas con unas anillas para este y otros ejercicios, máxime cuando puedes adquirir unas de madera por unos 25 euros.

Si estás empezando con la calistenia y aún no eres capaz de realizar dominadas o haces varias series de remo invertido en tu rutina, en principio no sería necesario este ejercicio, ya que no precisas compensar un exceso de protracción en los ejercicios de tu rutina.

Tal y como su nombre indica, una de las características principales del remo bisagra es que deberemos doblar el cuerpo por la cintura, como si fuésemos una bisagra, lo que provocará que descarguemos parte del peso y podamos llevar a cabo con más facilidad la retracción escapular (es decir, juntar las paletillas). Además, la posición final del ejercicio hará que quedemos con los brazos en forma de cactus a los lados del cuerpo.

A continuación, detallaremos la técnica del ejercicio y su ejecución a lo largo de todo el movimiento, así como los errores más comunes que se suelen cometer durante su ejecución. En principio, el remo bisagra no es un ejercicio que requiera mucha fuerza, pero técnicamente es un poco complicado. Por ello, recomiendo tener un buen dominio del remo invertido, y por buen dominio me refiero a haberlo trabajado hasta ejecutarlo con una técnica perfecta, porque de nada nos servirá dominar un movimiento con una técnica mediocre y pasar a uno más difícil, y lo más probable será que aumentemos el riesgo de lesión. De la misma forma, si ya llevas tiempo trabajando los ejercicios de calistenia y eres capaz de hacer varias dominadas y fondos en paralelas, también puedes atacar el remo bisagra.

Para llevar a cabo el remo bisagra, deberás colocar las anillas lo más altas posible y al menos a la altura de la cabeza, separadas a aproximadamente la distancia de los hombros y a una altura del suelo alrededor de nuestro pecho. Esto lo podemos ir ajustando

en función de cómo nos sintamos cuando realicemos el movimiento. Y ahora, con todo listo, veamos en detalle los pasos que hay que dar a lo largo de todo el rango de movimiento del remo bisagra:

• **Posición al inicio del movimiento**
Nos colocaremos como cuando vamos a hacer remo invertido, es decir, sentados debajo de las anillas, y las agarraremos con las manos mirando de tal forma que los nudillos apunten hacia el cielo. El cuerpo debe estar recto y en línea desde la cabeza a los pies, y adquiriremos la posición de hollow body, es decir, apretar el culo y el abdomen para conseguir esa línea recta. Los codos deben estar totalmente estirados y los hombros relajados en una ligera protracción y elevación escapular (esto no tenemos que buscarlo, es algo que ocurre de forma natural al relajar la zona de los hombros). Ya estamos listos para empezar el movimiento.

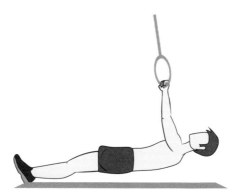

- **Colocación del cuerpo a lo largo del movimiento**

Tiramos de las anillas como si fuéramos a hacer el ejercicio normal de remo, pero, en el momento de tirar, nos doblamos por la cintura (como una bisagra). Esta parte es la más difícil, ya que nos cuesta romper la línea del cuerpo a la vez que tiramos. No hay que preocuparse, es normal que las primeras veces no nos salga del todo bien, pero, a medida que vayamos flexionando los brazos, debemos llevarlos hacia afuera y hacia atrás. Es importante que el tronco, que antes formaba una línea recta, forme ahora dos líneas rectas, en un ángulo de 90°: no hay que doblar las rodillas y encorvarse.

- **Posición al final del movimiento**

La posición que marcará el final de la fase concéntrica del movimiento (la fase positiva, la que más nos cuesta) será con los brazos en forma de cactus, esto es, el brazo formará un ángulo recto con el tronco y el codo flexionado en ángulo recto, con el antebrazo apuntando hacia el cielo. Las manos deberán quedar a la misma altura que la cabeza pero no demasiado cerca de ella, porque si no el codo estaría en un ángulo inferior a 90°. La palma de la mano mirará hacia la cara, lo que nos ayudará a realizar el movimiento de retracción escapular. Por supuesto, lo más importante del movimiento es marcar bien esta retracción cuando llegamos al final de la repetición, lo que también incluirá llevar a cabo la depresión escapular.

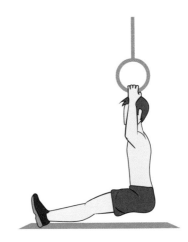

Errores más comunes

Los errores más frecuentes del remo bisagra suelen provenir de una falta de coordinación más que de una falta de fuerza, como suele ser habitual en muchos otros ejercicios, aunque también puede darse el caso de ambas. Veámoslos en detalle:

- **No doblarnos suficiente por la cintura**
Se trata del error más común, ya que cuesta bastante coordinar la flexión de los brazos (y su colocación) con doblarnos por la cintura. Hay que tener paciencia, pues es normal que al principio nos cueste. Sin embargo, hay que seguir trabajando esta fase del ejercicio, pues, si no nos doblamos lo suficiente, se hará mucho más duro de lo que realmente es.

- **Doblar mucho los codos**
Cuando llegamos al final de la fase positiva, es decir, cuando subimos, es fácil pasarnos doblando los codos. Lo más normal es buscar una flexión máxima de los brazos, como suele ser habitual cuando ejecutamos un remo invertido. Tenemos que acordarnos de que el codo solo tiene que llegar a los 90° de flexión. Si flexionamos más, nos costará mucho más realizar el movimiento.

- **No estirar los codos al acabar la repetición (fase negativa)**
Cuando volvemos a la posición inicial tenemos que relajar los brazos por completo. Esto implica estirar los codos para marcar bien el final de una repetición.

- **No relajar los hombros al acabar la repetición (fase negativa)**
Al igual que antes, debemos relajar los hombros para dejar que la zona de la escápula se relaje. Esto es importante, ya que este movimiento forma parte de los ejercicios de movilidad escapular y dominarlo nos ayudará a prevenir lesiones, entre otros beneficios.

2. EJERCICIO PARA LA PROTRACCIÓN ESCAPULAR

Para prevenir lesiones, contamos con otro movimiento muy útil: la protracción escapular. Colócate en el suelo con las rodillas y las manos pegados a este, con los codos totalmente estirados, y mete el pecho hacia dentro todo lo que puedas. Este gesto también nos lleva a hacer la elevación escapular al final del movimiento. Ahora, deshaz el movimiento hasta que se junten las escápulas y realiza varias repeticiones.

Una vez que tengamos cierto nivel, ya podemos realizarlo en la posición de flexiones. Es decir, sin apoyar las rodillas, con tan solo las manos y la punta de los pies en contacto con el suelo.

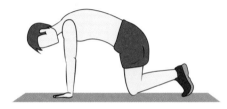

3. EJERCICIOS SECUNDARIOS

• Depresión escapular en barra

Cuélgate de la barra como si fueras a hacer dominadas, con los hombros totalmente relajados. Esto hará que los hombros se acerquen a las orejas y nos coloquemos en una elevación escapular sin hacer nada, simplemente relajándonos. De ahí intentaremos subir sin doblar los codos. Tranquilo, no se trata de ejecutar una dominada, simplemente hay que hacer el gesto de intentar subir el cuerpo hacia arriba, lo que hará que los hombros bajen abajo y se separen de las orejas. Una vez llegados al punto en el que no podamos bajar más los hombros, nos relajaremos para volver a la posición inicial.

Se trata de un movimiento con poco rango, tan solo unos centímetros, suficiente para fortalecer los músculos que se encargan de la depresión escapular, que es nuestro objetivo.

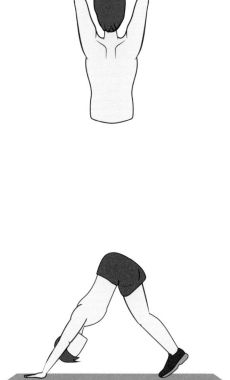

• Elevación escapular

Colócate en la posición de flexiones en pica con los codos estirados, e intenta elevar y bajar las escápulas. Una vez dominado este ejercicio podríamos pasar a hacerlo en la posición de pino con los pies apoyados contra la pared. Esto nos requerirá más fuerza, por lo que es recomendable dominar el ejercicio del pino antes.

Cómo incluir estos ejercicios en tus rutinas y cuándo

Podemos incluir estos ejercicios prácticamente en cualquier momento de la sesión: calentamiento, enfriamiento, estiramientos o entre series. No obstante, creo que el mejor es el calentamiento. ¿Por qué? Porque nos ayuda a prepararnos para la parte principal de la sesión, no solo calentando y activando músculos y articulaciones, sino también ayudando a notar los movimientos que lleva a cabo nuestro cuerpo (propiocepción) para después ayudar a ejecutar los ejercicios correctamente.

La cantidad de tiempo que dediques a estos ejercicios dependerá de la sesión de entrenamiento que vayas a realizar y de si necesitas o no mejorar tu postura. Como trabajo de base recomiendo de 1 a 5 series de 5 a 20 repeticiones de remo bisagra y de protracción. Y si te apetece también puedes hacer alguna serie de depresión y elevación escapular.

Debemos de tener en cuenta que no es un trabajo de fuerza, sino un correctivo. Es decir, no hay que forzar la máquina, sino simplemente realizar con comodidad varias repeticiones fijándonos en ejecutar la técnica correctamente, buscando el mayor rango de movimiento posible y, sobre todo, notando cómo se mueven las escápulas.

Veamos algunos ejemplos de cómo introducirlos en nuestras rutinas. Si estoy llevando a cabo una rutina de principiante en la que realizo remo invertido y flexiones, puedo hacer en el calentamiento una serie de 10 repeticiones de remo bisagra y otra de protracción de rodillas de otras 10.

Si ya tenemos más nivel y en nuestra rutina incluimos varias dominadas, fondos en paralelas y algún ejercicio más dinámico en la barra, como muscle up, la movilidad escapular tendrá más importancia. En este caso podríamos hacer 2 series de 15 repeticiones de remo bisagra y 1 de protracción escapular (solo una porque queremos trabajar la movilidad en ese gesto pero sin pasarnos, ya que lo enfatizamos durante la parte principal de la sesión). Además, añadiríamos 2 series de 10 a 15 repeticiones de depresión escapular en barra y 1 de elevación (por el mismo motivo de antes).

Si esta misma persona tuviese una postura muy encorvada, podríamos añadir alguna serie más de retracción y depresión escapular. Y si está realizando mucho trabajo de dominadas, introduciríamos 2 series en el calentamiento y el resto al acabar o durante la recuperación entre series.

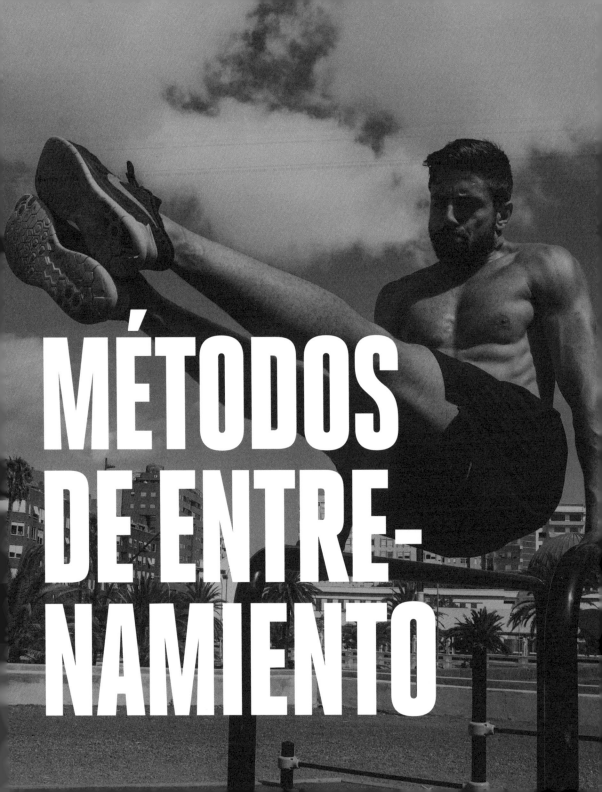

MÉTODOS DE ENTRE-
NAMIENTO

En este apartado te ofrecemos una lista básica de los principales tipos o estilos de entrenamiento de calistenia y street workout, así como consejos y recomendaciones de cuál escoger en función de tu experiencia y nivel. Sin embargo, una de las primeras recomendaciones que suelo hacer es no decantarse por ningún tipo de entrenamiento en concreto si hace poco que has comenzado a entrenar este deporte. Lo mejor es que pruebes un poco de cada tipo, y veas qué forma de entrenar es la que más te gusta, cuál es la que mejor se te da, cuál se adapta mejor a tus objetivos, cuál te da mayor satisfacción o mejores resultados. También es normal que durante unos meses entrenes de una forma y luego te apetezca probar otra: haz caso a tu instinto y, si crees que es el momento de cambiar, no te cortes. Normalmente, el cuerpo se adapta a un tipo de rutinas y puede haber un pequeño estancamiento, por lo que un cambio de método suele desbloquearnos y ofrecer buenos resultados. Con todo, lo que no te recomiendo es que cambies de rutina muchas veces en poco tiempo. Lo ideal sería que probases un mes como mínimo y entonces decidirte a cambiar. Por último, si te apetece, puedes mezclar diferentes tipos de entrenamiento o crear el tuyo propio. No tengas dudas sobre si estará bien o mal, simplemente hazlo y comprueba objetivamente si los resultados son satisfactorios.

Método 1: Vuelta al mundo

Este es el método que utiliza el famoso Hannibal for King, y consiste en entrenar todos o casi todos los días, siguiendo una rutina muy sencilla de dominadas, fondos, flexiones y sentadillas. Haces estos 4 ejercicios, descansas 2 o 3 minutos y repites. Así hasta completar un total de entre 45 minutos y 2 horas de entrenamiento. Las repeticiones irían a un 60 % de tu capacidad máxima aproximadamente y podrías incluir diferentes variaciones. Por ejemplo, Hannibal suele hacer dominadas normales, con agarre cerrado, flexiones en diamante, fondos explosivos, etc.

- **Pros:** Entrenamiento del tren superior muy completo, sencillo sin complicaciones. Buenos resultados físicos (tren superior). Muy bueno para principiantes. Ganas fuerza básica.

- **Contras:** Muy poca intensidad en el tren inferior y muy monótono, por lo que puede llevar a acomodarte y a entrenar con poca intensidad o mala forma. No practicas trucos y tienes poca sensación de progreso. Acumulas cansancio durante la semana.

Método 2: Entrenamiento por grupos musculares

Este tipo de entrenamiento es parecido al que se suele llevar a cabo en el gimnasio: entrenas un determinado grupo o grupos musculares cada día. En calistenia, este método lo ha popularizado Frank Medrano y creo que se trata de un entrenamiento bastante completo. Además, por la gran variedad de ejercicios que hay en nuestro deporte, no resulta aburrido y es el que mejores resultados ofrece en cuanto al aspecto físico. Un ejemplo de división de entrenamiento sería el siguiente:

Lunes: pectoral y tríceps
Martes: espalda y bíceps
Jueves: pierna
Viernes: hombros y abdominales

Otra forma de dividir los días es la conocida como «tirón-empujón», que consiste en hacer unos días ejercicios en los que tienes que tirar de tu peso (por ejemplo, dominadas) y otros días ejercicios en los que debes empujar (por ejemplo, flexiones). Así, los días de tirón trabajas principalmente la espalda, los bíceps, las abdominales y las lumbares, mientras que los días de empujón harías pectoral, tríceps, hombros y pierna principalmente.

Si quieres montar una rutina de este tipo, puedes utilizar la lista de ejercicios que te proponemos en este libro fijándote en qué músculo trabaja cada uno y así elegir los adecuados para cada día.

- **Pros:** Entrenamiento muy completo, buen desarrollo muscular y apariencia física. Bueno para principiantes e intermedios. Aprendes una gran variedad de ejercicios.

- **Contras:** Menor desarrollo de trucos y movimientos. La mayoría de los trucos son movimientos complejos que requieren hacer fuerza con varios grupos musculares, por lo que no sabrías en qué día de la semana practicarlos.

Método 3: Entrenamiento full body (cuerpo completo)

Con este entrenamiento se intenta trabajar la mayor cantidad de músculos posibles en un mismo día, dividiendo el cuerpo por partes y ejecutando al menos un ejercicio para cada parte. Con mi método de rutina de seis ejercicios lo que suelo hacer es: un ejercicio de espalda y bíceps, uno de pectoral y tríceps, uno de piernas, uno de abdominales y dos de hombro y tríceps. (Recomiendo dos de hombro y tríceps porque se trata de uno de los grupos musculares más importantes en calistenia y street workout y, sin embargo, es uno de los que menos trabajan los principiantes, por lo que creo que les vendrá bien prestarle especial atención.)

- **Pros:** Entrenamiento muy completo, buen desarrollo y equilibrio muscular en todo el cuerpo, entrenamiento entretenido, nada monótono. Muy bueno para mantenimiento y para personas que lo único que buscan es estar en forma y tener buen tono muscular. Buenas sensaciones después de cada entrenamiento.

- **Contras:** No es bueno para objetivos ambiciosos, no sirve si quieres obtener un gran desarrollo muscular o una gran fuerza, o sacar movimientos muy difíciles.

Método 4: Entrenamiento por objetivos

Este método consiste en proponerte un objetivo (truco o movimiento concreto) y distribuir la semana alrededor de él. Por ejemplo, si quieres lograr el front lever, tu semana sería: lunes, miércoles y viernes entrenar rutinas y progresiones de front lever y el resto de los días entrenamientos complementarios de abdominales, espalda, etc. Comencé a realizar este tipo de entrenamiento inspirándome en diferentes videotutoriales de cómo sacar algunos trucos concretos, en los que decían que había que practicarlos como mínimo tres veces por semana. Por ejemplo, fue el que seguí para sacar la bandera, el front lever o la plancha straddle, entre otros. De hecho, es la rutina que más suelo seguir, ya que tengo que ir sacando movimientos y trucos para luego publicar el tutorial en YouTube.

Un último consejo: para este entrenamiento debes elegir un objetivo que sea ambicioso pero que no esté a años luz de tu nivel, ya que, de no ser así, puede que tardes demasiado en lograrlo y el progreso sea muy lento, lo que hará que te desmotives.

- **Pros:** Eficaz para ir sacando los trucos más difíciles. Buena sensación de progreso.

- **Contras:** Hay trucos que no necesitan tanto esfuerzo. Descompensación muscular hacia el truco que estés practicando.

Si no calculas bien tu nivel con respecto al truco que quieres lograr, puede que no veas progreso y te desmotives. Peligro de perder los trucos ya aprendidos.

Método 5: Entrenamiento lastrado

Consiste en utilizar ejercicios básicos pero añadiendo peso extra, en forma de chalecos de lastre, discos, kettlebells, etc. Es un tipo de entrenamiento popularizado por Adam Raw en el mundo del street workout y la calistenia. A algunos «puristas» de nuestro deporte no les gusta demasiado porque opinan que solo se debe entrenar con peso corporal, pero yo creo que es una modalidad perfectamente válida, ya que cumple todas las otras características típicas de esta disciplina, además de aportar algunas ventajas que son difíciles de conseguir con los otros métodos.

Los ejercicios que más se suelen llevar a cabo son dominadas, muscle up, sentadilla, fondos, pistol squat y flexiones, aunque con maña e imaginación se puede lastrar prácticamente cualquier ejercicio.

Si vas a probar este tipo de entrenamiento te recomiendo ir muy lentamente, usando muy poco lastre al principio, ya que se trata de un método que exige mucho a las articulaciones, los tendones y los ligamentos, por lo que nunca debes pasarte con el peso o el volumen de entrenamiento.

- **Pros:** Buena ganancia muscular, aumento de la fuerza absoluta (peso que puedes mover), buena sensación de progreso.

- **Contras:** No hay práctica de trucos, mayor riesgo de lesiones, dificultad logística a la hora de conseguir y transportar los lastres.

Método 6: Entrenamiento de resistencia

En este tipo de entrenamiento, que también se conoce como BeastMode, se trabaja un volumen total de repeticiones muy alto con una intensidad considerable. Se trata de uno de los entrenamientos más clásicos y uno de sus representantes más conocidos es Zef Zakaveli. Las rutinas de resistencia se suelen presentar en forma de retos de repeticiones, retos por tiempo, rutinas en escalera, superseries con altas repeticiones, etc.

- **Pros:** Entrenamientos muy completos, aumento de máximas repeticiones en todos los ejercicios, buena transferencia de fuerza al freestyle, buena sensación de progreso.

- **Contras:** Rutinas muy exigentes mentalmente, no aptas para principiantes, poco trabajo del tren inferior en las rutinas clásicas.

Método 7: Entrenamiento mixto

Este es mi método favorito, pues se trata de un tipo de rutina muy completo y adaptado a las características actuales del street workout y la calistenia. Además, es el más divertido, ya que permite trabajar freestyle a la vez que consigues otros objetivos. Consis-

te en dividir el entrenamiento en dos partes: en la primera, se practica freestyle, técnica, trucos, combinaciones, etc.; y en la segunda, se realiza un entrenamiento físico utilizando alguno de los otros métodos. De esta forma, tienes tiempo de sobra en la primera mitad para comprobar si te salen bien los trucos que has entrenado, para practicar la técnica de trucos que intentas conseguir, para experimentar con movimientos que nunca has intentado, para practicar combinaciones, etc. Y, en la segunda parte, puedes distribuir los entrenamientos como quieras, ya sea entrenar básico o lastrado, hacer rutinas para fortalecer determinado movimiento, resistencia, entre otras muchas posibilidades.

En cuanto al tiempo de entrenamiento, suele rodar entre los 45 minutos y 1,5 horas por parte. Obviamente, cuando divides tu esfuerzo, divides también los resultados, por lo que si tu objetivo es conseguir el máximo progreso posible en resistencia, lastre o aspecto físico, simplemente usa el método correspondiente a tiempo completo.

- **Pros:** Entrenos más divertidos, buena sensación de progreso y aprendizaje de trucos. Se pueden obtener resultados de otros métodos.

- **Contras:** Entrenamientos más largos. Peores resultados en los métodos secundarios.

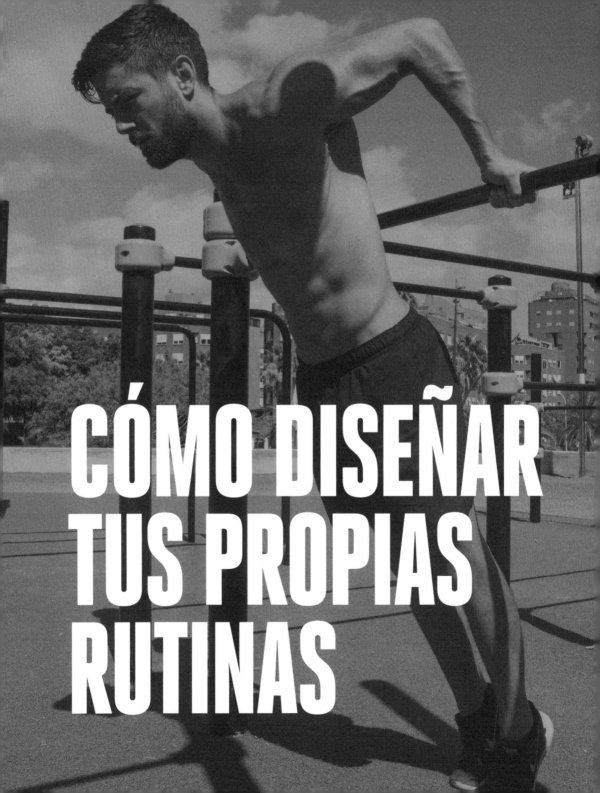

CÓMO DISEÑAR TUS PROPIAS RUTINAS

Ha llegado el momento de aprender a montar tus rutinas personalizadas a partir de los bloques de ejercicios de este libro. Pero antes, algunos consejos. Cuando eres principiante, no hace falta entrenar con una rutina prediseñada desde el primer día; es más, mi recomendación es probar los diferentes ejercicios sencillos que te ofrezco en el libro, comprobar en cuáles tienes más fuerza y en cuáles menos, y cuáles te gustan más. En resumen, experimenta y juega un poco. Cuando ya hayas pasado este proceso de iniciación y tengas un poco más claro tus objetivos, tu nivel y tus puntos débiles y fuertes, podrás prepararte una rutina. Por otro lado, muchos de nosotros empezamos en este deporte llevando a cabo rutinas prediseñadas de las que se encuentran en internet, y es una opción válida, pero no es la ideal. Sí que sirven para familiarizarte con la gran variedad de ejercicios que hay y para hacerte una idea de cómo es un entrenamiento de street workout, pero obviamente no están personalizadas para ti. Por eso, en este capítulo espero darte la capacidad de diseñar rutinas completamente adaptadas a tus necesidades.

Distribución de los entrenamientos

En mi opinión, lo ideal es entrenar entre 3 y 6 veces a la semana, siempre en función de lo cansado que estés, lo bien que hayas dormido, comido, tus objetivos y el tipo de entrenamiento que hagas. Con el tiempo, debes ir aprendiendo a escuchar tu cuerpo y saber cuándo estás listo para entrenar y cuándo te conviene hacer un día de descanso, siempre que esto no signifique entrenar menos de 3 veces a la semana. Cada

cierto tiempo, puedes hacer una semana de descarga en la que no entrenas nada o muy poco, pero recomiendo hacerlo solo después de que hayas estado varias semanas entrenando muchos días y muy duro.

Contenido de la rutina

Por supuesto, antes de empezar a entrenar hay que realizar siempre un buen calentamiento (revisa el apartado de calentamiento y estiramientos). Si has elegido el entrenamiento mixto, a continuación del calentamiento llevarías a cabo la parte de freestyle, en la que practicarías la técnica de diferentes trucos, combinaciones, etc. Si no, pasarías directamente a la parte principal, es decir, la rutina en sí. Normalmente, tendrá una duración de entre 45 minutos y 2 horas, con descansos de entre 45 segundos y 2 minutos y medio, dependiendo de lo cansado que estés, la dificultad del ejercicio que vas a hacer y el tipo de entrenamiento que estás realizando.

Una buena manera de asegurarte que tu rutina te va a ayudar a mejorar es incluir 6 ejercicios a 4 series cada ejercicio, con un número de repeticiones que te resulte exigente.

Qué ejercicios usar en tu rutina
Esta es la parte clave. Elige los ejercicios que vas a ejecutar basándote en tu nivel actual y en el tipo y objetivos de tu entrenamiento. Mi recomendación es que comiences por los ejercicios más sencillos y los vayas mejorando hasta que puedas alcanzar un nivel de repeticiones (o tiempo, en el caso de los ejercicios estáticos) que demuestren que dominas el movimiento. Por ejemplo, puedes entrenar flexiones has-

ta que seas capaz de realizar 4 series de 20 repeticiones, antes de pasar a otras variaciones más difíciles. De esta manera, cada vez que entrenes un ejercicio, debes intentar superar las repeticiones que hiciste la última vez (anótalo para controlar tu progreso).

En cuanto al número de repeticiones, a continuación veremos, como guía orientativa, en qué rutinas se usan repeticiones bajas (entre 1 y 8), medias (entre 8 y 20) y altas (más de 20). Pero debes tener en cuenta que, conforme aumenta la dificultad de los ejercicios, suele bajar el número de repeticiones recomendado, por lo que, por ejemplo, hay ejercicios de los que nunca harás más de 10 repeticiones, aunque trabajes con rutinas de repeticiones altas.

• Entrenamiento vuelta al mundo
En este tipo hay poco que añadir: simplemente usar diferentes variaciones de flexiones, dominadas, fondos y sentadillas durante el tiempo que dure el entrenamiento. Lo único que hay que tener en cuenta es que si todavía no se tiene fuerza para ejecutar alguno de estos movimientos básicos, se pueden usar las progresiones más fáciles que hay en cada apartado, hasta que se pueda lograr realizar el ejercicio final.

• Entrenamiento full body (cuerpo completo)
Objetivo del entrenamiento: Mantenimiento, fortalecimiento general, aumento de masa muscular.
Distribución de los ejercicios: Un ejercicio de pectoral y tríceps, uno de espalda y bíceps, uno de hombros y tríceps, uno de core (abdominales, lumbares o ambos), uno de piernas y uno complementario. En el complementario, recomiendo que se realice uno de hombros y tríceps, a no ser que ya se tengan muy bien trabajados estos músculos.
Qué ejercicios usar: Revisar la lista de ejercicios centrándose en los músculos principales; empezar por los más sencillos e ir aumentando la dificultad.
Descansos y repeticiones: Descansos de entre 45 segundos y 1,5 minutos. Repeticiones medias.

• Entrenamiento por grupos musculares
Objetivo del entrenamiento: Hipertrofia.
Distribución de los ejercicios: Cada día se entrena un grupo muscular, por lo tanto cada día se realizan 6 ejercicios del mismo grupo, ordenados de más difícil a más fácil.
Qué ejercicios usar: Tener un repertorio amplio de ejercicios de cada grupo muscular, adaptados a tu nivel y con el tiempo ir añadiendo algunos más difíciles.
Descansos y repeticiones: Descansos de entre 45 segundos y 1,5 minutos. Repeticiones medias.

• Entrenamiento con lastre
Objetivo del entrenamiento: Aumento de fuerza en ejercicios básicos, hipertrofia
Distribución de los ejercicios: Cada día se entrenan 2 ejercicios, cada uno con 3 pesos diferentes.
Qué ejercicios usar: La lista de ejercicios no será muy larga y estará centrada en los básicos. Ir anotando los pesos que se es capaz de manejar e intentar ir aumentándolos poco a poco. Para considerar un determinado peso como dominado y pasar al siguiente, recomiendo llegar a un número de repeticiones de entre 5 y 10.
Descansos y repeticiones: Descansos entre 1 minuto y 2,5 minutos. Repeticiones bajas.

• Entrenamiento de resistencia

Objetivo del entrenamiento: Conseguir realizar grandes cantidades de repeticiones, aumento de la fuerza en ejercicios básicos.

Distribución de los ejercicios: Variar entre días en los que se hacen 6 ejercicios a 4 series y días en los que se realizan escaleras, clusters, EMOMS[2], retos o rutinas de requisitos (veremos ejemplos de este tipo de rutinas más adelante).

Qué ejercicios usar: Centrarse en los ejercicios básicos. Para dar por dominado un ejercicio, hay que esperar a llegar a un número de repeticiones muy alto.

Descansos y repeticiones: Descansos entre 45 segundos y 1,5 minutos. Repeticiones muy altas.

• Entrenamiento de fuerza

Objetivo del entrenamiento: Conseguir realizar ejercicios cada vez más difíciles.

Distribución de los ejercicios: 6 ejercicios a 4 series cada uno, ordenados de más difícil a más fácil.

Qué ejercicios usar: Empezar por los básicos e intentar ir añadiendo poco a poco ejercicios más difíciles. En este caso, para dar por dominado un ejercicio hay que empezar por alrededor de 20 repeticiones en los más fáciles, hasta llegar a entre 3 y 5 en los más difíciles. En los estáticos, comenzar por unos 30 segundos en los más fáciles hasta llegar a 5 segundos en los más difíciles.

Descansos y repeticiones: Descansos de entre 1,5 minutos y 2,5 minutos. Repeticiones bajas.

• Entrenamiento por objetivos

Objetivo del entrenamiento: Conseguir sacar uno o varios trucos o movimientos concretos.

Distribución de los ejercicios: 6 ejercicios a 4 series cada uno, centrados en dicho truco, de más difícil a más fácil.

Qué ejercicios usar: Los primeros 3 ejercicios serían progresiones para el truco, que normalmente suelen ser versiones más fáciles de este. Los siguientes ejercicios serían de refuerzo, que trabajen los mismos músculos que se utilizan en el truco o movimiento.

Descansos y repeticiones: Descansos entre 1 minuto y 2,5 minutos. Repeticiones medias.

• Entrenamiento mixto

Objetivo del entrenamiento: Tener una competencia básica en todos los tipos de entrenamiento.

En este caso simplemente harías primero de 30 minutos a 1 hora de trucos y luego una rutina de cualquiera de los otros tipos.

> Si estás centrado en alguno de los tipos de entrenamientos (sin contar el mixto), recomiendo que, cada cierto tiempo, por ejemplo, cada 6 semanas, hagas 1 semana en la que realizas entrenamientos de los otros tipos. Esto ayudará a evitar la monotonía y las descompensaciones musculares, y ser un atleta más completo.

---

[2] EMOM viene de las siglas Every Minute on the Minute. Es un tipo de entreno basado en realizar un número determinado de repeticiones de un ejercicio/s, durante un minuto, luego el tiempo que haya sobrado de ese minuto, se usa como tiempo de descanso hasta volver a empezar otra tanda de ejercicios (N.d.E.).

Cómo progresar en tus rutinas

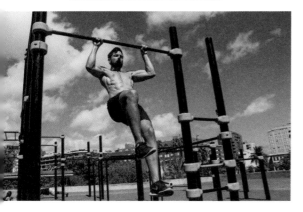

Ya que el peso que movemos en calistenia y street workout es siempre el de nuestro propio cuerpo (excepto en los entrenamientos con lastre), una de las bases principales de este deporte es poder hacer ejercicios cada vez más difíciles, es una de las formas que tenemos para ir avanzando y no estancarnos. Además, se trata de una de las mayores satisfacciones de nuestro deporte: el reto de superarse día a día, comprobar que logras tus objetivos con gran esfuerzo. Por eso creo que añadir ejercicios de mayor dificultad a tu entrenamiento es la principal manera de progresar, y es la razón por la que este libro está diseñado por bloques de movimientos ordenados por dificultad. Como siempre, con el fin de que realices este proceso con total seguridad, te recomiendo que leas detenidamente el capítulo sobre cómo evitar lesiones y dolores.

- **Entrenamiento vuelta al mundo:** No hay mucho progreso, ya que se trata de un entrenamiento que por definición siempre usa los mismos ejercicios, tiempos, volumen de repeticiones, etc.

- **Entrenamiento full body:** Ideal para ir cambiando los ejercicios de cada grupo muscular y añadiendo variaciones más difíciles.

- **Entrenamiento por grupos musculares:** Igual que el anterior pero haciendo una especie de rotación, por ejemplo, los ejercicios que hoy están al principio de tu rutina de pectoral y tríceps (los más difíciles) en unos meses estarán colocados al final de la rutina (los más fáciles).

- **Entrenamiento lastrado:** La principal forma de progresar es ir añadiendo más peso a los ejercicios. Aunque también se puede ir avanzando y hacer ejercicios más difíciles, este avance no será tan frecuente como en las otras rutinas.

- **Entrenamiento de resistencia:** La principal forma de progresar es ser capaz de hacer más repeticiones, en menos tiempo y con menos descanso. Aunque también, como en el caso del lastre, habrá adiciones de ejercicios más difíciles con el tiempo.

- **Entrenamiento de fuerza:** Consiste en realizar variaciones cada vez más difíciles de los diferentes ejercicios básicos, siendo capaz de realizar entre 1 y 5 repeticiones de esas variaciones.

- **Entrenamiento por objetivos:** Está centrado en un movimiento o truco concreto, normalmente trucos estáticos como front lever, back lever, bandera, etc. Se comienza por las progresiones más sencillas y se aumenta la capacidad hasta que se puedan ejecutar las progresiones más difíciles y finalmente se consiga dominar el movimiento en sí. Para ello hay que complementar la rutina con ejercicios que trabajen los músculos y patrones de movimiento implicados en el truco objetivo.

- **Entrenamiento mixto:** En la primera parte de freestyle, lo ideal sería ser capaz de hacer movimientos y combinaciones cada vez más difíciles, lo que hará que se tenga un repertorio más impresionante. La segunda parte dependerá del tipo de entrenamiento que se lleve a cabo.

Cuántas repeticiones hacer de un ejercicio antes de pasar al siguiente

En rutinas full body, grupos musculares y por objetivos, lo normal es esperar a poder hacer unas 12 o 15 repeticiones de un ejercicio, antes de pasar al siguiente. Si se trata de ejercicios muy fáciles, puedes esperar a llegar a 20 o 25 repeticiones y, si son ejercicios difíciles, puedes conformarte con 5-8 repeticiones. Para ejercicios estáticos, buscaremos el minuto en los fáciles, 30 segundos en los normales y 10 o 15 en los difíciles. En rutinas lastradas, lo normal es esperar a poder hacer unas 10 repeticiones con un peso determinado antes de aumentar la cantidad de lastre. En rutinas de resistencia, buscaremos siempre un mínimo de 25 o 30 repeticiones de un ejercicio antes de pasar al siguiente, excepto en los más difíciles, donde podremos conformarnos con 10-15 repeticiones. Por último, en las rutinas de fuerza, se busca siempre hacer ejercicios bastante difíciles, por lo que nos conformaremos con un rango de entre 3 y 8 repeticiones.

Ejemplos de rutinas

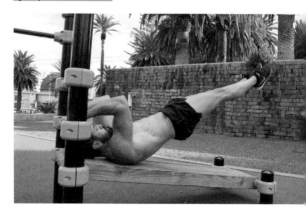

En este apartado, nos centraremos en ejemplos concretos de rutinas de cada tipo de entrenamiento, ajustándonos en la medida de lo posible a los parámetros que dimos en el capítulo sobre cómo crear rutinas. Muchas son rutinas bastante sencillas, ya que creo que los lectores principiantes serán los que podrán sacar mayor partido a estos ejemplos, mientras que los más experimentados ya tendrán más claro la estructura de su entrenamiento.

Rutina nivel 0 – preprincipiante

Esta rutina está destinada a personas que todavía no puedan ejecutar ninguno de los ejercicios básicos del tren superior (flexiones, fondos, dominadas). La rutina de nivel 0 constaría de los siguientes ejercicios:

- **Dominadas asistidas:** En la barra baja realizar dominadas sin levantar los pies del suelo. Intentar ayudarse lo menos posible de las piernas para ir fortaleciendo el dorsal. Conforme se vaya avanzando, se deberán ejecutar con los pies cada vez más sueltos, como se ve en la imagen.

- **Flexiones inclinadas:** Buscar un apoyo alto y realizar flexiones en él inclinándose hacia delante. Conforme se vaya cogiendo fuerza, se puede ir bajando la altura del apoyo.

- **Australian pull ups asistidas:** Igual que el anterior pero inclinado hacia atrás. Conforme se vaya ganando fuerza se irá bajando la altura del apoyo.

- **Sentadilla:** Flexionar las piernas hasta un ángulo de 90°, manteniendo la espalda recta.

Un ejemplo de cómo podría quedar la rutina sería el siguiente:

```
4 x 5    dominadas asistidas
4 x 10   flexiones inclinadas
4 x 8    australian pull ups asistidas
4 x 10   sentadillas
```

Se debería realizar 2-3 veces por semana hasta que notes que ejecutas estos ejercicios con facilidad.

Rutina vuelta al mundo

En esta rutina, la única variedad que puedes tener es utilizando diferentes tipos de dominadas, fondos o flexiones. A continuación, puedes ver una de las posibles variedades:

```
10   dominadas con agarre amplio
16   fondos espartanos (8 cada lado)
20   flexiones diamante
20   sentadillas
```

Repetir durante 1 hora.

Otra posibilidad, con repeticiones para un nivel principiante:

```
5    dominadas neutras
8    fondos inclinados
10   flexiones T
10   zancadas (cada pierna)
```

Repetir durante 1 hora.

Rutina full body

Aquí ya entramos en el tipo de rutinas que describí en el capítulo sobre cómo diseñar tus propias rutinas:

```
4 x 10   dominadas supinas
4 x 10   fondos explosivos
4 x 14   bulgarian squat (cada pierna)
4 x 10   L-sit raises en barra
4 x 6    flexiones a pino asistidas
4 x 10   pike push ups
```

Otro ejemplo:

```
4 x 6    dominadas arqueras
4 x 20   fondos en banco
4 x 10   sentadilla corta a la pata coja
         (cada pierna)
4 x 15   knee raises en fondos
4 x 6    hindu push ups
4 x 12   flexiones declinadas
```

Rutina por grupos musculares

En este tipo de rutinas, deberás centrar cada entrenamiento en un grupo muscular. Te propongo un ejemplo de una rutina de hombros y tríceps:

4 x 5	flexiones a pino asistidas
4 x 6	hindu push ups
4 x 8	pike push ups
4 x 50	estático pino asistido
4 x 8	fondos inclinados
4 x 15	flexiones declinadas

Y un ejemplo de rutina de pectoral y tríceps:

4 x 8	fondos explosivos
4 x 10	flexiones con palmada
4 x 8	fondos en barra
4 x 8	flexiones arqueras
4 x 12	flexiones arqueras
4 x 14	fondos en banco

Rutina de lastre

En esta rutina nos centraríamos en trabajar con diferentes pesos, sin cambiar tanto de ejercicios.

4 x 5	dominadas pronas lastradas 10 kg
4 x 8	dominadas pronas lastradas 5 kg
4 x 5	fondos lastrados 15 kg
4 x 8	fondos lastrados 10 kg
4 x 5	sentadilla lastrada 30 kg
4 x 8	sentadilla lastrada 20 kg

Rutina de resistencia

En las rutinas de resistencia podemos usar varios estilos. Empecemos por una rutina en escalera:

Escalera de fondos de 1 a 10 y volver a bajar. Lo que quiere decir que haríamos: 1, 2, 3, 4, 5… fondos seguidos, así hasta 10 y luego 9, 8, 7, 6… Los descansos serían cortos al principio, luego se alargarían y luego se volverían a acortar.

Ahora vamos a ver una superserie clásica:

10	dominadas pronas
20	fondos
30	flexiones
40	sentadillas
5	dominadas supinas

Intentar terminarla en menos de 7 minutos.

A continuación, te propongo un ejemplo de rutina en cluster, que se hacen para poder aumentar rápidamente las repeticiones de ejercicios que todavía te cuestan. Por ejemplo, si eres capaz de hacer un máximo de 4 o 5 dominadas, podrías realizar el siguiente cluster:

30 dominadas en series de 2

Ahora veamos un EMOM. Tienen una utilidad parecida a los cluster, pero se ejecutan controlando el tiempo, en lugar del total de repeticiones. Por ejemplo, para un caso como el anterior:

Cada vez que el reloj marque el minuto en punto hacer 3 dominadas, e intentar aguantar el máximo número de minutos posible.

Rutina de fuerza

Veamos ahora un ejemplo de rutina de fuerza centrada en ejercicios de plancha y front lever a nivel principiante:

```
4 x 10" tucked planche
4 x 10" front lever a una pierna
4 x 5   flexiones a pino asistidas
4 x 5   dominadas pronas explosivas
4 x 10  pike push ups
4 x 10  dominadas pronas
```

Y una rutina de fuerza con ejercicios difíciles en general (nivel avanzado):

```
4 x 5"  plancha straddle
4 x 5"  front lever
4 x 3   L-sit a pino
4 x 5   muscle up
4 x 4   windshield wipers (cada lado)
4 x 10  pistol squat asistido
```

Rutina por objetivos

En este apartado vamos a ver un ejemplo de rutina para muscle up:

```
4 x 4   muscle up asistido con salto
4 x 5   dominadas pronas explosivas
4 x 10  fondos en barra
4 x 8   dominadas pronas
4 x 5   fondos explosivos
4 x 8   dominadas neutras
```

Y ahora una rutina para back lever:

```
4 x 5"  back lever a 45°
4 x 15" pica en barra
4 x 5   skin the cat
4 x 5   korean dips
4 x 5   flexiones a pino asistidas
4 x 15  flexiones declinadas
```

Para terminar con este capítulo, quiero recordarte que lo que acabamos de ver son solo ejemplos orientativos; lo ideal es que adaptes las rutinas a tu nivel, a tus objetivos y que vayas cambiando los ejercicios conforme progresas. Para tener todo esto más claro revisa el capítulo sobre cómo diseñar tus propias rutinas.

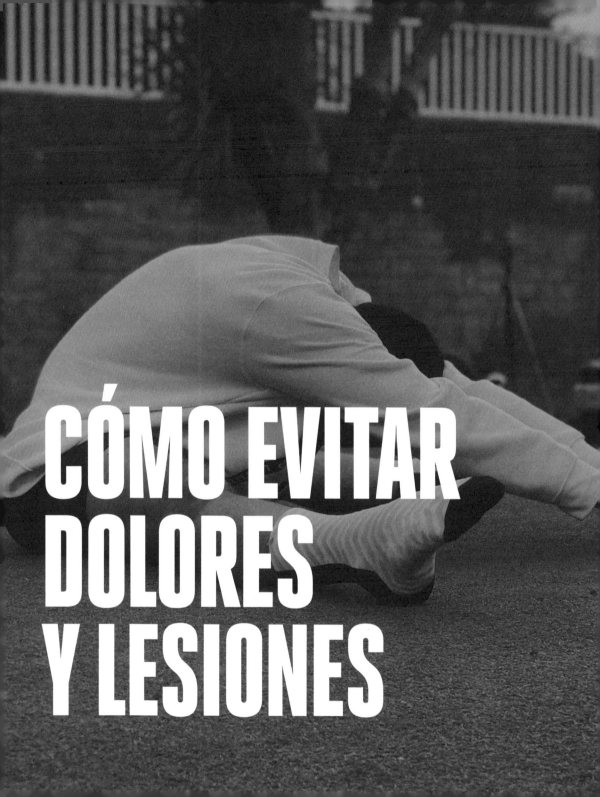

CÓMO EVITAR DOLORES Y LESIONES

Antes de entrar en materia, quiero haceros una advertencia de suma importancia: no soy médico, ni fisioterapeuta, por lo tanto, no estoy cualificado para dar un diagnóstico o proponer un tratamiento ni nada parecido. Si padeces alguna lesión o problema de salud, o si tienes alguna duda sobre si debes entrenar o no, siempre debes acudir a tu médico o a tu fisio. Dicho esto, creo que mi experiencia entrenando y los conocimientos que he ido adquiriendo durante estos años me permiten dar algunos consejos a título informativo que seguramente te ayudarán a evitar lesiones, problemas articulares y dolores.

Tengo muy claro que la calistenia o street workout no es un deporte lesivo de por sí. Me parecen bastante más lesivos otros deportes que hoy en día son mucho (muchísimo) más populares y a los que nadie se atreve a ponerles este adjetivo.

Pero es cierto que el street workout cuenta con una serie de características que pueden aumentar el riesgo de lesión, que serían las siguientes:

- Es un deporte que se entrena por tu cuenta o con tus compañeros, pero no con un entrenador.

- Al no tener una persona que te oriente, en ocasiones puedes ir más rápido de la cuenta, ejecutar mal los ejercicios o forzar demasiado. Y es posible que intentes ejercicios que, si tuvieras a alguien con más experiencia a tu lado, te prohibiría. En definitiva, no tienes a una persona con experiencia que te guíe a la hora de marcar el ritmo de entrenamiento y de progresión, lo cual te lleva al siguiente punto.

- No trabajamos la movilidad y flexibilidad de forma adecuada.

- El primer error que cometemos es no trabajar nuestra flexibilidad y movilidad en la misma medida que nuestra fuerza. Este deporte no tiene unos patrones fijos de movimiento, por lo que si no contamos con una flexibilidad adecuada no podremos ejecutar algunos movimientos y corremos el riesgo de lesionarnos al intentar forzarlos. Por ejemplo, si no tienes una correcta movilidad en los hombros, no podrás hacer el pino correctamente y te puedes lesionar, o, si no tienes una buena flexibilidad en las muñecas, no podrás realizar las planchas y te pueden doler tanto las muñecas como los antebrazos. Os dejo algunos ejemplos:

- Desde que empiezas a hacer las primeras progresiones de planchas, deberías trabajar la flexibilidad de la muñeca y del bíceps, así como la movilidad de las escápulas.
- Desde que empiezas a hacer las primeras progresiones de muscle up, deberías trabajar la flexibilidad de los hombros.
- Desde que empiezas a hacer las primeras progresiones de front lever, deberías trabajar la movilidad de las escápulas.

- No dejamos que nuestro cuerpo se acostumbre a los nuevos movimientos.

- El tejido conectivo de las articulaciones (tendones, ligamentos) necesita mucho más tiempo para adaptarse y fortalecerse que los músculos. Por lo tanto, a veces, aunque tengamos la fuerza suficiente para realizar un nuevo ejercicio, debemos frenar un poco nuestro ritmo y mantenernos en movimientos más sencillos para dar tiempo a que el cuerpo se acostumbre. Un ejemplo muy común es el del muscle up: he visto muchos casos de personas que consiguen sacar el muscle up por primera vez y, por un motivo o por otro, lo repiten más de diez veces en un mismo día (de una en una). Esto es un error porque, aunque ya tengas fuerza para hacerlo, es probable que tus tendones o tus articulaciones no estén todavía lo suficientemente adaptados a este movimiento, y acabarás teniendo dolores en los codos o en los hombros. Lo ideal sería que, aunque hayas logrado el muscle up, no lo realices más de dos o tres veces al día, y sigas reforzando las progresiones y ejercicios anteriores para dar tiempo a que tu cuerpo se adapte a este nuevo movimiento.

- Solo buscas información y ayuda cuando ya te has lesionado.

- El último error que cometemos es esperar a que sea demasiado tarde para hacer algo. Por eso, durante varias partes de este libro, he recomendado que se tenga muy en cuenta este capítulo, porque si solo lo vas a consultar cuando te haya ocurrido algo, tal vez sea demasiado tarde.

- Teniendo presente todo lo anterior, mi propuesta para evitar lesiones y dolores por completo es progresar con paciencia, esperando a que los tendones y los ligamentos se adapten a los ejercicios antes de pasar a progresiones más difíciles. En concreto, y poniendo como ejemplo algunos movimientos, propondría una distribución del tipo:

- Antes de intentar el muscle up: Entrenar durante 45 días dominadas, dominadas explosivas y fondos en barra, además de flexibilidad de hombros. A continuación, 45 días añadiendo muscle up con salto y negativas. Y finalmente empezar a intentar el muscle up. Esto suponiendo que en esos periodos vas ganando la fuerza necesaria. Si al acabar el entrenamiento de los primeros 45 días, todavía no eres capaz de hacer ni 10 dominadas, obviamente deberás esperar un poco más antes de pasar a las siguientes progresiones.

- Antes de intentar una plancha straddle: Entrenar 45 días de ejercicios de hombros y progresiones sencillas de plancha (planche lean), además de trabajar la flexibilidad y la movilidad de hombros, muñecas y bíceps. Luego, si ya te ves fuerte en esas progresiones, realizar un mínimo de 45 días de progresiones más avanzadas antes de empezar a probar la plancha. De nuevo, si pasas los 45 días y todavía no dominas bien estas progresiones, deberás seguir trabajándolas, antes de continuar con las siguientes.

- Antes de intentar un front lever: Entrenar 45 días como mínimo dominadas y progresiones sencillas de front lever (tucked), además de trabajar la flexibilidad y la movilidad de cuello, espalda superior y dorsal antes de intentar progresiones avanzadas. Esperar a tener estas progresiones dominadas, dejando que pase como mínimo otros 45 días antes de pasar a intentar el front lever en sí. De nuevo, si no dominas estas progresiones, sería un error intentar el front lever, aunque hayan pasado varios meses.

En personas que empiecen desde cero, a veces hay que utilizar este método que acabamos de describir para ejercicios básicos como fondos (con el fin de evitar dolor en la zona de la clavícula o en los hombros) o dominadas. De nuevo consistiría en hacer versiones fáciles y progresiones durante al menos 45 días antes de intentar el ejercicio en sí.

Qué hacer si ya tienes dolores o ya estás lesionado

Sigue la recomendación de tu médico o de tu fisio en cuanto al tiempo que debes guardar de reposo y al tratamiento que has de seguir antes de volver a entrenar. Además, analiza cuál fue el movimiento que te provocó la lesión y cuáles son las necesidades en cuanto a flexibilidad, movilidad, articulaciones y músculos implicados. Cuando puedas volver a entrenar deja el ego de lado y vuelve a empezar de cero. En ocasiones, puede ser un poco «humillante», pero creo que es lo que debes hacer. Empieza con las primeras progresiones, las más sencillas, con el trabajo de flexibilidad y movilidad y con los ejercicios que fortalezcan los músculos implicados, aunque ya los hayas realizado antes. A partir de ahí, aplica el protocolo que expliqué antes, de 45 días como mínimo trabajando en ese punto antes de pasar al siguiente.

Cómo cuidar tus manos

Otro de los problemas frecuentes en el entrenamiento de street workout es el dolor en las manos. Cuando lleves un tiempo trabajando los ejercicios, tendrás callos en las manos, de los cuales muchos estamos bastante orgullosos. Pero estos callos pueden producir problemas, ya que pueden romperse, irritarse y producir dolor, sobre todo en aquellos que entrenan mucho freestyle. Vamos a ver a continuación cómo evitar esta situación en la medida de lo posible.

Si alguno de tus callos tiene forma de «bola» o «protuberancia», usa un cortaúñas para cortar la piel muerta y dejarlo lo más plano posible. Por la noche, antes de ir a dormir, hidrátate las manos con una crema. Yo utilizo una de aloe pero cualquier crema hidratante sirve. Antes de ir a entrenar, usa una lima de uñas para limar todos los callos y dejarlos lo más lisos y libres de pellejos o protuberancias que puedas. La idea es que ningún callo sobresalga demasiado.

Hay que tener en cuenta que, cuando no tienes callos, la piel es más blanda y moldeable, por lo que se forman pequeños pliegues que también pueden provocar dolor, así que lo ideal es tener callos duros que no permitan que la piel se pliegue pero que no sobresalgan. En caso de que empieces a probar nuevos trucos, sobre todo aquellos que requieren giros muy amplios en la barra, es posible que estos movimientos incidan sobre la zona central de la mano, y si no tienes callo ahí puede que la piel de esa zona se desgarre. Para estos casos te recomiendo que entrenes un poco el truco y descanses hasta el día siguiente, y que sigas el proceso de tres pasos que acabamos de detallar, para que así se te forme el callo plano que te permitirá practicar el movimiento sin que se te desgarre.

Por último, hay que tener en cuenta que, aunque el callo no se te desgarre, suele llegar un punto en que se irrita mucho y la mano duele. Ahí es cuando deberías parar de entrenar, ya que si sigues provocando esa irritación, no se te recuperará para el día siguiente y no podrás entrenar de manera cómoda.

¿QUÉ HACER A PARTIR DE AHORA?

Para terminar, en este capítulo final, me gustaría ofrecerte una especie de resumen que te ayude a tener claro lo que puedes hacer con la información que tienes en esta guía y te pueda servir para cumplir el objetivo principal de mi trabajo: que mejores en tu trayectoria como practicante de street workout y calistenia.

En primer lugar, resulta de gran relevancia que sepas lo máximo posible del deporte que te interesa practicar: de dónde viene, qué te puede aportar, etc. Y esta información la puedes encontrar en la primera parte del libro, aunque te recomiendo que investigues por tu cuenta para recabar toda la información disponible. En segundo lugar, es importante tener una toma de contacto con la parte práctica, por lo que si nunca has entrenado calistenia o street workout te recomiendo que leas la parte de calentamiento y pongas en práctica los ejercicios más fáciles de algunos capítulos (los primeros de cada apartado son los más fáciles). Además, te será de gran ayuda acudir a algún parque o gimnasio donde se practi-

quen estos deportes. Implícate desde el principio: realiza el calentamiento y los ejercicios más fáciles, con el fin de comprobar cuáles se te dan mejor o peor y cuáles te gustan más o menos.

Otro de los puntos imprescindibles en la calistenia es tener una idea sobre qué objetivos quieres conseguir y elegir el tipo de entrenamiento que se adapte más a ellos. Así, en función del tipo de entrenamiento que hayas escogido, utiliza el capítulo sobre cómo diseñar tus rutinas y los de ejercicios para montarte una rutina sencilla, con movimientos fáciles para ir empezando. Durante este proceso, debes tener muy en cuenta lo que explico en el apartado sobre cómo evitar dolores y lesiones.

Cuando lleves una o dos semanas con la rutina, valora si debes aumentar las repeticiones, la dificultad de algún ejercicio, etc., y modifica tu rutina según los resultados. Revisar la rutina debe ser un trabajo constante en el desarrollo de tu entrenamiento, así que dedícale el tiempo que se merece.

Cuando hayan pasado ya unos cuantos meses desde tu iniciación en el entrenamiento, valora si te ha dado buenos resultados, si te gusta, si se adapta bien a ti, etc. Si la respuesta es negativa, puedes cambiar la rutina, la frecuencia con la que la haces, el orden de los ejercicios, etc. Concéntrate en analizar cuáles son los movimientos que se te dan bien, cuáles debes reforzar, cuáles son los rangos de repeticiones que te dan mejores resultados, etc. Con el tiempo, irás conociéndote a ti mismo y adquirirás facilidad para adaptar la rutina a tus necesidades, lo que hará que tu entrenamiento sea cada vez más efectivo.

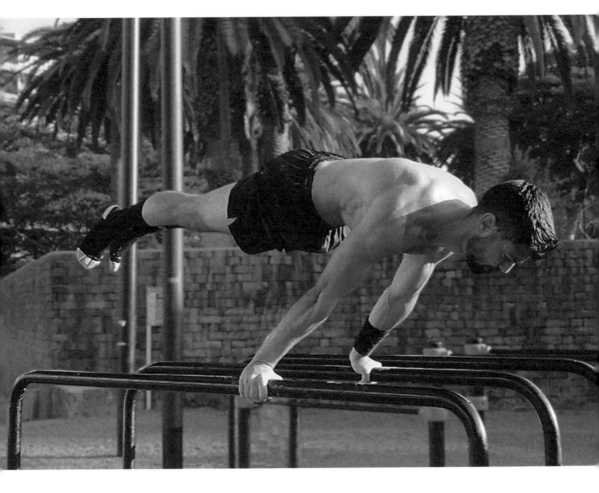

ÍNDICE DE EJERCICIOS